MEDITAÇÃO TOTAL

DEEPAK CHOPRA

MEDITAÇÃO TOTAL

PRÁTICAS PARA CONQUISTAR UMA VIDA MAIS PLENA E CONSCIENTE

TRADUÇÃO DE ADELAIDE MATOSO

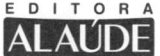

Copyright © 2020 Deepak Chopra, MD
Copyright da tradução © 2021 Alaúde Editorial Ltda.

Título original: *Total Meditation – Practices in Living the Awakened Life*

Publicado mediante acordo com Harmony Books, um selo de Random House, uma divisão da Penguin Random House LLC, Nova York.

Todos os direitos reservados. Nenhuma parte desta edição pode ser utilizada ou reproduzida – em qualquer meio ou forma, seja mecânico ou eletrônico –, nem apropriada ou estocada em sistema de banco de dados sem a expressa autorização da editora.

O texto deste livro foi fixado conforme o acordo ortográfico vigente no Brasil desde 1º de janeiro de 2009.

PREPARAÇÃO: Carolina Hidalgo Castelani
REVISÃO: Claudia Vilas Gomes, Rosi Ribeiro Melo
CAPA: Amanda Cestaro
IMAGENS DE CAPA: venimo, crocolot, anna42f/iStock.com

1ª edição, 2021
Impresso no Brasil

Dados Internacionais de Catalogação na Publicação (CIP)
(Câmara Brasileira do Livro, SP, Brasil)

Chopra, Deepak
Meditação total : práticas para conquistar uma vida mais plena e consciente / Deepak Chopra ; tradução de Adelaide Matoso. – São Paulo : Alaúde Editorial, 2021.

Título original: Total meditation
ISBN 978-65-86049-20-6

1. Autoajuda 2. Estresse - Administração 3. Estresse (Psicologia) 4. Meditação I. Título.

20-53113   CDD-204.35

Índices para catálogo sistemático:
1. Meditação : Espiritualidade 204.35

Cibele Maria Dias - Bibliotecária - CRB-8/9427

2021
Alaúde Editorial Ltda.
Avenida Paulista, 1337
Conjunto 11, Bela Vista
São Paulo, SP, 01311-200
Tel.: (11) 3146-9700
www.alaude.com.br
blog.alaude.com.br

A TODOS QUE ESTÃO CRIANDO

UM MUNDO CONSCIENTE

SUMÁRIO

APRESENTAÇÃO:
UM CHAMADO PARA O DESPERTAR 9

MEDITAÇÃO TOTAL:
UM CAMINHO NOVO E MELHOR

1. POR QUE MEDITAÇÃO "TOTAL"? 19
2. SUA VIDA É SUA MEDITAÇÃO 47
3. DEIXE SEU CORPO ORIENTAR VOCÊ 73
4. A SÍNDROME DA IMOBILIDADE 101
5. SAIR DA IMOBILIDADE 121
6. EMPODERAMENTO PESSOAL 135
7. DESPERTAR TODOS OS DIAS 155

COMO ENRIQUECER SUA PRÁTICA

SENTIR O MILAGRE:
10 EXERCÍCIOS FÁCEIS 183

CURSO DE 7 DIAS DE MEDITAÇÃO:
INSPIRAÇÕES PARA A VIDA 197

VIBRANDO O SILÊNCIO:
52 MANTRAS 235

EPÍLOGO:
A GRANDE MEDITAÇÃO 255

ÍNDICE REMISSIVO 263

APRESENTAÇÃO

UM CHAMADO PARA O DESPERTAR

Caro leitor,

Há inúmeras e excelentes razões para meditar, razões que remontam a milhares de anos. Este livro, porém, não está preocupado com o passado, mas com o futuro, com uma vida desperta. E isso significa estar à luz, à procura da graça, e se libertar da dor e do sofrimento. Trata-se de encarnar a verdadeira felicidade. E a meditação total é a chave para tudo isso.

Se eu conseguir convencê-lo, leitor, de que essa é a vida que deve abraçar, o que o espera é inimaginável. As coisas que acontecerão com você hoje, amanhã e vida afora não mais caberão em parâmetros previsíveis. Todo dia há de haver a experiência da novidade e da criatividade, se você permitir que a felicidade se revele.

No entanto, precisamos primeiramente fazer a pergunta mais básica: O que deixa uma pessoa realmente feliz? Um relacionamento amoroso, uma família, uma carreira bem-sucedida? É provável que existam tantas respostas a essa questão quanto pessoas no mundo. Contudo, apesar dos variados meios de encontrar a felicidade, o terreno anda instável sob nossos pés. Está acontecendo algo novo, urgente, empolgante. Mas só vamos fazer parte dessa mudança se enxergarmos além da frivolidade da vida cotidiana.

Todo mundo constrói a própria felicidade de acordo com um estilo de vida. Dia a dia, fazemos escolhas em relação a coisas que gostaríamos de fazer. Por exemplo, comida chinesa no jantar?

Talvez. Já verificamos o *e-mail*? Ainda não, mas vamos verificar. Tudo isso faz parte de algo maior: as decisões mais importantes que tomamos a respeito de nosso estilo de vida individual. Só nas últimas décadas a sociedade começou a atentar-se para o fato de que o bem-estar depende fundamentalmente do estilo de vida.

Podemos optar deliberadamente por um estilo de vida ruim, que inclui cigarro, bebida alcoólica, sedentarismo e uma dieta cheia de alimentos industrializados. Queremos de fato viver assim? Há inúmeras informações para que evitemos essas más escolhas. Portanto, é possível tomar melhores decisões, as quais incluem alimentos mais naturais, exercícios físicos que nos beneficiem e respeito ao meio ambiente. Talvez alguém se pergunte: Qual é o melhor estilo de vida? Trata-se de uma questão transformadora que, se levada a sério, pode mudar o próprio conceito de felicidade.

Cada vez mais pessoas vêm fazendo boas escolhas em relação a dietas, exercícios físicos, não fumar e assim por diante. No entanto, a chave para o *melhor* estilo de vida ainda não foi encontrada. Não nos culpemos. A sociedade moderna nos apresenta fortes tendências que vão na contramão de um bem-estar verdadeiro e duradouro. A ansiedade ronda a vida de quase todo mundo. As tendências que causam grande parte do estresse incluem:

- Um ritmo de vida cada vez mais acelerado
- Uma avalanche de distrações, inclusive *internet* e *videogames*
- Índices maiores de envelhecimento e demência
- Consumismo desenfreado se espalhando por todos os países
- Deslocamento e desagregação familiares
- Uma epidemia de ansiedade e depressão
- Problemas mundiais como mudanças climáticas, terrorismo, pandemias e refugiados
- Perda de confiança em instituições públicas e políticas
- Desigualdade descontrolada entre ricos e pobres, além de racismo e injustiça

Esses desafios são constantes e só aumentam. Todos os dias, temos notícia deles ou os vivenciamos na pele. Desafios tão grandes assim são inevitáveis, mas as pessoas se sentem impotentes diante deles, por mais generosas que sejam. Qualquer um dos itens dessa lista é suficiente para nos abater. A malária na África, o vício em ópio no Cinturão da Ferrugem (antigo Cinturão Fabril, no Nordeste e Grandes Lagos, nos Estados Unidos), o suicídio entre os veteranos de guerra, a ameaçadora perspectiva do mal de Alzheimer para a geração *baby boomer* (os nascidos entre 1946 e 1964) – qualquer uma dessas situações vai demandar muito tempo para ser resolvida. Algumas pessoas já fazem isso, mas, apesar dos grandes avanços, a maioria de nossos antigos problemas ainda persiste.

No entanto, para a pessoa comum, essas ameaças representam uma perspectiva caótica e preocupante – ninguém consegue viver completamente alienado. Nem o mais esclarecido programa alimentar, de exercícios, ioga e meditação consegue dar uma solução para essas preocupações.

Tendo tudo isso em mente, eu me empenhei em encontrar o melhor estilo de vida, um estilo que garantisse bem-estar apesar das condições caóticas do mundo moderno. O melhor estilo de vida pode ser descrito em uma só palavra: *despertar*. Ou, em outras palavras, ter consciência de tudo a nossa volta. Despertar significa nos dedicarmos a ir além dos afazeres cotidianos em que estamos envolvidos, das convicções assimiladas e das opiniões adotadas por todos, das expectativas às quais nos apegamos e do ego. Despertar é ter uma consciência maior ou, de outro modo, uma consciência plena. Despertar não é uma meta distante – pode ser a realidade diária, aqui e agora.

As pessoas ainda não se deram conta de como a consciência é importante. Ter consciência é perceber algo que não tínhamos notado anteriormente: tornamo-nos conscientes de que a sala está esquentando, por isso desligamos o aquecedor. Tornamo-nos conscientes de que um amigo não tem dado notícias como costumava fazer, por isso entramos em contato para saber como ele está. Esses são exemplos simples que ilustram um ponto importante: não é possível alterar nada em nossa vida a não ser com consciência. Parece óbvia essa afirmação, no entanto, as pessoas raramente compreendem a profundidade, o poder e as possibilidades existentes em estar conscientes. O que podemos fazer com consciência pode mudar todos os aspectos de nossa vida.

Nós legitimamos a realidade com a mente. Se ela estiver de fato aberta e livre de confusões e conflitos, a realidade será percebida como um campo de possibilidades ilimitadas. Pode parecer exagerado – porque aprendemos a viver com expectativas radicalmente baixas –, mas não é. Estamos presos em um nível de consciência que alimenta o caos e a confusão, mesmo quando achamos que a vida vai bem. Ao longo de anos, por meio de comportamentos físicos, mentais, psicológicos e espirituais muito ruins, fomos gradualmente nos fechando, construindo paredes. Elas são invisíveis, mas fortes, às vezes inexpugnáveis, já que foram criadas pela mente.

Por exemplo, vamos imaginar que um desconhecido clarividente, lúcido e observador da natureza humana tenha acompanhado seu dia de hoje. Não haveria nisso nada de ameaçador a não ser o fato de que ele consegue ler seus pensamentos. Eis o que anotaria:

7h30: O indivíduo acordou, levantou-se, começou a pensar e a planejar. Atividade mental de 90%, a mesma de ontem.

8h30: Conversa à mesa do café da manhã – nada de incomum. O indivíduo sai para trabalhar, atividade mental neutra.

9h: O indivíduo chega ao trabalho. A atividade mental entra em um ritmo conhecido. O indivíduo espera que hoje seja mais interessante que ontem.

11h: O indivíduo está mergulhado no trabalho, começa a se sentir estressado por causa de colegas, chefes, ambiente.

Meio-dia: O indivíduo vai almoçar contente. A atividade mental se acalma à medida que antecipa uma hora agradável.

14h: As sensações prazerosas do almoço já se dissiparam. O indivíduo se enfia no trabalho de novo. Atividade mental de 80%, como em qualquer dia de trabalho.

E assim por diante. Se tivesse que dar detalhes, esse observador descreveria quantas vezes você repete as mesmas palavras e pensamentos, emite as mesmas opiniões, evita os mesmos desprazeres etc., de acordo com um conjunto de padrões que não mudam muito. Seria necessário um observador atento para distinguir esses padrões, pois em geral você nem os percebe. Infelizmente, uma parte considerável de nosso dia é gasta nessa rotina repetitiva, de robô, e em hábitos.

É assim que você quer viver?

O QUE É PRECISO FAZER

Despertar e prestar atenção aos padrões e fazer alguma coisa diferente para si é um processo que deve ser contínuo. Precisa se tornar um estilo de vida, pois há muitos comportamentos inconscientes em nós, mesmo quando tudo parece estar caminhando conforme o desejado.

Sempre me surpreendeu que as pessoas não estivessem de fato interessadas em seu nível de consciência, mas acabei compreendendo o porquê. Querendo ou não, temos fascínio pela atividade mental, pelo constante fluxo de desejos, vontades, medos, esperanças, sonhos, planos, expectativas e, para os mais sortudos, percepções, intuições e ideias criativas. Em outras palavras, somos seduzidos pelos pensamentos. Isso pode ser um atrativo, uma distração e, às vezes, um perigo. Em comparação, a consciência é silenciosa e tranquila. Ela não envolve o mesmo tipo de pensamento que a maioria de nós sempre tem. Não é possível observá-la em movimento nem antecipar suas ações. Assim sendo, não damos muita atenção à consciência, e isso acaba virando um círculo vicioso: quanto menos conscientes somos, menos fazemos uso do poder de moldar nossa realidade.

Antigamente, as pessoas precisavam de tanta ajuda só para sobreviver que faziam uso da consciência como um colete salva-vidas em um mar revolto. O normal era dor e sofrimento; encontrar alimento era uma luta diária; a chance de alguém ser vítima de doenças, acidentes e violência era bastante alta. Foi nesse contexto que floresceram as tradições espirituais das primeiras civilizações védicas da Índia, e em seguida o budismo, o judaísmo, o cristianismo e o islamismo. A verdade é que a vida cotidiana era tão cheia de ameaças que sacerdotes, gurus, santos, sábios, entidades e avatares já contavam com uma plateia pronta e ansiosa para transcender essa perigosa existência.

Nos dias de hoje, encontrar um escape desse mundo deixou drasticamente de ser uma motivação para se ter consciência, contudo o desejo de transcender ainda permanece conosco. As práticas espirituais mais básicas são agora opcionais e existe um extravagante cardápio de práticas pessoais à disposição, igual a um cardápio de entradas de um restaurante. As pessoas com frequência rezam ou meditam a fim de escapar das preocupações mundanas e encontrar algo "mais elevado". O comentário de Thich Nhat Hanh, monge budista vietnamita, porém, me surpreendeu: "A meditação não é uma fuga, é um encontro sereno com a realidade". É isso que o homem moderno precisa ouvir. Ele precisa de um incentivo que faça da meditação mais do que um item em um cardápio.

Conseguir que as pessoas adotem uma vida desperta depende de alterações drásticas nas engrenagens, como explica muito bem Thich Nhat Hanh:

> Fazemos muita coisa, sempre correndo. Quando a situação é difícil, as pessoas dizem: "Não fique parado, reaja". Mas fazer mais coisas piora a situação. Portanto, seria melhor dizer: "Não faça qualquer coisa, fique quieto". Aquiete-se, pare. Seja você mesmo em primeiro lugar e retome a partir daí.

A bela simplicidade dessas palavras me inspirou a escrever este livro do modo mais simples possível, como uma conversa informal. Peço a você, leitor, que tenha essa mesma atitude, como se as páginas tivessem sido escritas especialmente para você, pois assim foram. Aqui, quero destacar que existe de fato um estilo de vida melhor. Trata-se da vida desperta. Não é preciso sacrificar nada de bom de nossa vida atual – despertar significa expandir todos os aspectos de uma vida boa. O que está em jogo é tomar a decisão de despertar, aqui e agora. É esse o primeiro passo na direção de um futuro que realmente dê certo, em vez de um presente que ameaça nos frustrar. O que se aplica à meditação também se aplica à transformação: *Aquiete-se, pare, seja você mesmo em primeiro lugar.*

Com amor,
Deepak

MEDITAÇÃO TOTAL

Um caminho novo e melhor

1

POR QUE MEDITAÇÃO "TOTAL"?

Se alguém me perguntasse o que esperar da meditação, eu responderia: "Nada e tudo". Meditação implica transformação. Ela afeta todos os aspectos de nosso bem-estar e pode provocar mudanças positivas no corpo; mentalmente, pode melhorar a capacidade de tomar decisões e eliminar a preocupação e a ansiedade. São inúmeras as técnicas de meditação, e elas podem nos levar a muitas direções diferentes, mas no fundo pretendem atender a uma dúvida não muito óbvia: A existência basta por si mesma? Se a resposta for "não", todo o esforço e toda a frustração da vida cotidiana são justificados. Acreditamos que nada nem ninguém vai tomar conta de nós a não ser nós mesmos. Por isso nos sentimos tão estressados.

Contudo, se a resposta for "sim", uma nova vida nos aguarda. A ideia de que existir – apenas sendo, aqui e agora – possa proporcionar satisfação parece questionável, um tanto disparatada. Entretanto, não é estranha a nosso corpo. Por sua própria natureza, as células corporais funcionam sem esforço, os tecidos e órgãos são autossuficientes sem esforço. Em um tempo médio de vida, o coração bate um bilhão de vezes, o que parece algo desconcertante, sobretudo se pensarmos no coração como uma máquina que deve bombear sangue continuamente, sem falhar. Não há computador que possa funcionar sem parar nem avião que consiga decolar bilhões de vezes sem correr o risco ou a certeza de falha mecânica.

Mas, na teia da vida, o coração – sendo saudável, naturalmente – assume essa responsabilidade sem esforço algum. Em média, o coração bate entre sessenta e cem vezes por minuto. É fascinante! No entanto, consideremos o coração de um musaranho, que bate mil vezes por minuto, ou o de um beija-flor, que chega a bater 1.250 vezes por minuto. É maravilhoso, pois o coração desses animais também bate sem esforço algum.

Embora extraordinário, o coração não é de forma alguma excepcional. Em uma pessoa de boa saúde, todos os órgãos – pele, coração, pulmões, fígado, cérebro – andam em equilíbrio e harmonia com facilidade. Mas em nossas atividades cotidianas raramente sentimos essa harmonia tranquila, seja em nós mesmos, seja na relação com os outros. Conflitos e violência doméstica são sempre fonte de desarmonia. A preocupação é sempre sintoma de desarmonia, e se vira depressão, consegue minar qualquer vontade de seguir adiante. A noção de que a existência basta parece absurda, mas conseguimos ter instantes ou até mesmo períodos mais prolongados de serenidade, em que todo o corpo, mente e espírito entram em harmonia. Esses interlúdios indicam que é possível alcançar algo mais duradouro. Por isso a meditação é uma jornada e não apenas um intervalo de tranquilidade na rotina.

Se conseguirmos viver sabendo que a existência de fato se basta no nível do indivíduo, vamos ter um elemento radicalmente novo em nossa vida moderna. Poderemos viver em um mundo sem inimigos íntimos, como o medo e a raiva, descontrolando nossa mente. Lembranças dolorosas e sentimentos intoleráveis não vão mais ficar escondidos nos lugares secretos do inconsciente. Vamos ser chacoalhados desse estado de sonolência que nos atinge na forma de apatia mental e inércia. (Se você não acha que vivemos nesse estado de sonolência, basta observar a sua volta o rosto inexpressivo das pessoas, grudadas em *smartphones* ou esperando no aeroporto.) A vida desperta é enérgica e plena de consciência, sem o desalento de uma jornada inconsciente.

A MEDITAÇÃO É ABSOLUTAMENTE ÚNICA

Transformação pessoal é o que a meditação oferece quando embarcamos nessa jornada. O primeiro passo é entender que de algum modo a consciência está sempre presente. Pensar (em essência, julgar) não é uma característica real da mente. A consciência, sim. Em tudo o que fazemos há um coração batendo sem cessar; em tudo o que pensamos há uma consciência vigiando também sem cessar. Damos isso como coisa certa, mas que não diminui o mistério nem o poder. Uma carreira inteira de um cardiologista pode significar apenas alguns passos sobre a complexidade de uma única célula do coração. (Recentemente, para surpresa geral, descobriram que o coração tem doze receptores de paladar, do tipo que normalmente se encontra na boca, e esses receptores estão relacionados sobretudo com o sabor amargo. Não há explicações razoáveis ainda, afinal, tampouco sabemos como o coração e todo o sistema circulatório conseguem manter a mesma pressão sanguínea dos pés à cabeça, apesar da força da gravidade.)

Registros históricos mostram que há milênios tentamos desvendar os segredos da mente humana. No entanto, ainda não há explicação consensual sobre a consciência e a capacidade de estarmos atentos em nós mesmos e no mundo a nossa volta. Não há alternativa a não ser analisar a própria consciência, que é onde a meditação tem início. A meditação é praticamente a única tentativa de explorar a mente quando ela não tem pensamentos. Tudo o mais, seja na filosofia, seja na psicologia, seja em qualquer outro campo, trata de pensamentos. A consciência antecede o pensamento, mas na vida moderna invertemos as coisas de tal forma que toda a nossa existência se baseia na atividade mental, sem que tenhamos a menor ideia de onde surgem os pensamentos. Com certeza, o cérebro tem papel nisso, mas está longe de ser a chave. Embora tenhamos avançado muito na tentativa de compreender essa massa cinzenta dentro do crânio, não há nada nas células cerebrais indicando que elas processam pensamentos, sentimentos e sensações. Existem casos médicos surpreendentes em que o córtex cerebral de um indivíduo – essa camada fina na parte externa do cérebro, responsável pelos pensamentos elevados –, apesar de ter sido desde a infância muito comprimido pela pressão de fluido (ou seja, água no cérebro ou hidrocefalia), não impediu que o indivíduo crescesse sem nenhum sinal interno ou externo de deficiência na atividade mental. Caso ainda mais raro, um tumor benigno pode ocupar mais da metade do espaço craniano, e a pessoa mesmo assim não ser afetada mentalmente.

Sempre achamos que não precisamos saber de onde vêm os pensamentos, mas isso não é verdade. Em uma fascinante palestra na TED, em abril de 2019, o físico David Deutsch salientou que, ao longo da história, o universo sempre foi descrito como sendo uma zona de guerra. Nas sociedades antigas, essa guerra era imaginada como um conflito entre o bem e o mal, que foi assimilado pelo ser humano na forma de impulsos bons e ruins que se digladiam internamente. Nos tempos modernos, a ciência abandonou essa antiga mitologia, mas conservou a ideia de conflito, transformando-a em uma guerra entre ordem e caos. Se essa analogia parece abstrata, é possível concretizá-la na atual crise climática como sendo um conflito entre um planeta sustentável e um deserto.

No entanto, esses modelos são racionais e persistem há tantos anos, afirma Deutsch, que somos vítimas de uma "monotonia cósmica". Inadvertidamente, a ciência deu continuidade ao conceito do Antigo Testamento de que não há nada de novo sob o sol. Qual é a solução? Deutsch sugere que o ser humano é o único ser capaz de dar originalidade à existência, o que fazemos por meio de um entendimento inovador e mais profundo. Assim, quando despertamos, o cosmos desperta. Na verdade, acredita o cientista, o despertar já começou, depois de bilhões de anos de monotonia.

A ideia de que o ser humano poderia despertar o universo é muito ousado, mas eis que um físico, alguém que lida sobretudo com equações matemáticas, coloca a consciência à frente e no centro do processo criativo. Essa ideia amplia uma outra ideia exposta na década de 1950 pelo renomado físico norte-americano John Archibald Wheeler, que foi o primeiro a afirmar que vivemos em um "universo participativo". Em outras palavras, tudo o que pensamos ser real "no exterior" depende de nossas crenças, percepções, observações, interpretações e expectativas "internas".

Deixando de lado as implicações cósmicas disso, o ser humano de fato cria sua própria realidade particular. O que uma pessoa compreende a partir da "matéria bruta" da consciência pertence apenas a ela. Portanto, é interessante saber como a consciência funciona. Existem regras e princípios a serem descobertos, e o que eles determinam é fundamental ao modo como vivemos.

OS PRINCÍPIOS DA CONSCIENTIZAÇÃO

A consciência é desperta e ciente.
A consciência atravessa os limites da mente e do corpo, da matéria e da mente.
A consciência é criativa.
Uma vez que se crie alguma coisa, a consciência a mantém em equilíbrio.
A consciência é dinâmica – exige energia de ação e mudança.
A consciência é um todo – ela permeia toda a existência.
A consciência se auto-organiza – ela monitora sistemas e estruturas ordenadas.
A consciência é harmoniosa – todos os níveis da Natureza fazem parte do todo. Todos os fios contribuem com o tecido cósmico.

Esses princípios parecem abstratos, mas governam, invisíveis, tudo o que pensamos, dizemos e fazemos. Uma pessoa exprime pensamentos compreensíveis, ao contrário da "salada de palavras" do esquizofrênico, porque sua fala é ordenada, organizada e regrada. Uma simples lembrança, como a recordação de um aniversário, precisa ser recuperada em regiões dispersas do cérebro, onde toda a memória fica guardada em fragmentos. Só depois de um agrupamento quase instantâneo é que temos uma lembrança coerente. Quando nos lembramos de alguma coisa, montamos um quebra-cabeça mental na consciência. Do mesmo modo, reconhecemos fisionomias graças a várias regiões cerebrais que se coordenam. Em um nível ainda mais básico, enxergamos um mundo de cores por um complexo processo que conscientemente adapta mais de dois milhões de tons de cores identificáveis oriundas do vermelho, azul e verde, as únicas três ondas de luz a que nossa retina reage.

Tudo isso acontece sem que o processo saiba qualquer coisa sobre os princípios da consciência. Chegam a cem mil ou a um milhão as proteínas que formam nosso corpo, uma diferente da outra. Cada uma é responsável por uma função específica enquanto passam perto de outras centenas de proteínas, como partículas de poeira, e cada uma adquiriu conhecimento sobre o que deveria fazer por meio de algum modo misterioso e insondável da mente humana.

Por que isso é importante para a meditação? Serão imensos os benefícios resultantes de nossa compreensão imediata de como a consciência funciona. Compreender é o que torna o despertar único. Despertar não é o mesmo que pensar, nem é o mesmo que estar atento em vez de atordoado, esperto em vez de apático. Despertar é aprender como a consciência funciona e então fazer bom uso desses princípios. Não há nenhum outro conhecimento como esse, e nenhum é mais valioso.

O que conhecemos como sendo as religiões do mundo, as tradições espirituais e as escolas de sabedoria formaram pilhas de textos e ensinamentos. A consciência, entretanto, não exige muito. Estar consciente é um estado simples. Um recém-nascido olha a sua volta sem entendimento, mas, mesmo assim, consciente. Ainda sem compreender nada da vida, um recém-nascido está preparado para tudo o que vier. Muitos bebês têm no rosto um sorriso irresistível. Já conhecem a alegria sem saber o que é alegria.

Acima de tudo, estarmos conscientes nos alinha com o impulso criativo da Natureza. Se meditação significa consciência, o que podemos alcançar com ela não tem limites.

MEDITAÇÃO TOTAL

O tipo de meditação que eu defendo neste livro é a *meditação total* por abranger todos os princípios da consciência que precisam ser compreendidos e vivenciados. Os outros tipos de meditação normalmente ensinados, independentemente da escola ou tradição a que pertencem, são diferentes. São meditações eventuais, praticadas em um determinado período do dia, de acordo com uma técnica específica, antes de seguirmos adiante em nossa rotina diária. Tal abordagem é como tocar piano ou jogar tênis – quanto mais praticamos, melhor ficamos, essa é a esperança. Ainda que a meditação eventual traga benefícios – por exemplo, acalmando e baixando os batimentos cardíacos temporariamente –, ela é bastante limitada. Os poucos minutos diários gastos em meditação não têm o poder de vencer o impressionante fluxo de vivências fora dela.

A brevidade de uma meditação eventual não prejudica o processo – uma grande quantidade de pesquisas corrobora a prática. A meditação não pode ser responsabilizada por não conseguir mudar a vida moderna uma vez que foi concebida, há séculos, contra certo entorpecimento devido a uma vida no campo, em templos e muito em família. Mesmo nesse período, entretanto, perceberam que um mergulho completo na meditação seria a resposta definitiva a dores e sofrimentos, bem como um caminho para a liberdade. A vida tradicional na Índia era dividida em quatro estágios ou *ashramas*, e o último deles, que acontecia no final da meia-idade, era um tipo de retiro. A pessoa se afastava das obrigações familiares e do trabalho, se isolava e entrava em meditação.

A imersão completa era também uma opção para os poucos que fizessem uma renúncia natural, que quisessem uma existência voltada para seu interior em vez de ter trabalho e família. Mas nenhum desses modelos combina com a vida moderna nem com as novas preferências e buscas por uma espiritualidade customizada. Neste livro, quero ir além disso, quero apresentar um tipo de mergulho completo que não é nem tradicional nem "espiritual", no sentido religioso (e ninguém precisa largar o trabalho). Como expliquei, a meditação total é uma exploração do funcionamento da consciência, tendo como meta a aplicação desses princípios em nossa vida.

Saibam as pessoas que eventualmente meditam que essa prática lhes dá um gostinho da meditação total, um gostinho de quietude. Esse gostinho pode ser revelador, sem dúvida, pois grande parte das pessoas não tem nenhuma vivência duradoura do que seja uma "mente tranquila". Mesmo conhecendo qual é a sensação de paz interior, não conseguem acessá-la sempre que desejam. Ainda que seja prazeroso encontrar essa paz e quietude interior na meditação, assim que abrimos os olhos, o que a mente faz? Ela volta à vida que já conhece: um fluxo constante de preocupações, desejos, exigências, obrigações, vontades, esperanças e medos. Mesmo assim, a meditação eventual, ainda que limitada, pode amenizar esse fluxo, sendo muitas vezes o primeiro passo para a transformação da vida.

Quando comecei a meditar, no início dos anos 1980, a prática tornou-se um ponto de virada em minha vida. Olhando para trás, vejo um médico estressado de Boston, na casa dos 30, que saía cedinho para trabalhar e voltava apenas à noite, cujo sistema nervoso agitado sempre exigia um bocado de cigarros e bebida alcoólica para se acalmar. Eu tinha adotado esses hábitos por copiar o mesmo *estilo de vida* que todos os médicos a minha volta, principalmente os residentes sobrecarregados.

Depois de um ano tirando dois momentos do dia para a prática de uma simples meditação com mantra, os meus péssimos hábitos desapareceram por completo. Conheci em primeira mão a mudança poderosa que poderia ocorrer com qualquer um. Em alguns anos, fiz do ensino da meditação para o máximo de pessoas possível uma missão. Desde então sempre ensinei as mais variadas técnicas, e inúmeras pessoas aprenderam a meditar comigo. Mesmo que eu tivesse apenas um breve encontro com esses indivíduos, tinha certeza de que a meditação mudaria a vida deles.

Infelizmente, percebi que havia uma grande lacuna entre o que a meditação poderia fazer – seu potencial – e o que ela realmente faz. Parte da razão para essa desconexão é que as pessoas não dão à meditação uma chance de verdade. Elas tentam por um tempo, mas acabam deixando de lado a meditação diária porque seus dias são muito corridos, e logo abandonam a prática, às vezes com a desculpa de que "Tentei meditar, mas não funcionou". Ou procuram um benefício específico, como reduzir a pressão arterial, mas para obter resultados é preciso muito mais paciência do que tomar um comprimido. Existem outros fatores também: a desaprovação da família e dos amigos (muito mais provável há trinta anos do que agora, mas a possibilidade ainda existe) ou o medo de ser considerado um esquisitão que vagueia em busca da próxima novidade brilhante do mercado espiritual.

O EU DIVIDIDO

Acabei percebendo que a raiz do problema era profunda, não estava no estilo de vida moderno, mas, sim, no eu dividido que leva a esse estilo de vida. Todos nós vivemos com esse eu dividido. Todo dia usamos chapéus diferentes, dependendo das pessoas com as quais vamos nos relacionar. Somos uma coisa em casa e outra no trabalho, em família ou com desconhecidos, nossos pensamentos íntimos são diferentes das palavras que pronunciamos.

Meditar é como estar na torre de Babel, com várias pessoas falando idiomas diferentes. As pessoas sentem que há forças distintas conflitando em seu íntimo. Qualquer decisão simples, como perder alguns quilos, torna-se uma batalha com as vozes interiores, divididas entre o que queremos fazer, de um lado, e, de outro, por que não conseguimos (hábitos, inércia, desejos impulsivos, comportamentos compulsivos, ceder à tentação e assim por diante). Por fim, vencem as forças da divisão, e o regime falha. Não é possível falar uma mesma língua quando dentro de nós mesmos falamos uma porção de idiomas e no fim não nos entendemos. Ninguém de fora vai conseguir consertar um eu dividido, e já que esse eu dividido está embutido em si mesmo, tampouco consegue ser consertado.

A maioria das pessoas não conhece os termos *eu dividido* ou *eu fragmentado*, mas vejamos um de seus subprodutos que todo mundo conhece: nosso fascínio coletivo pela fama. Somos estimulados pela mídia de massa a acreditar que as estrelas de cinema e outras celebridades são criaturas adoráveis, especiais. Não só são bonitas, mas têm uma vida perfeita e um estilo de vida muito gratificante. A realidade é bem diferente, claro, e o outro lado da moeda é sentir prazer em saber que certa celebridade caiu nas drogas, se deu mal em um relacionamento ou qualquer tipo de escândalo. É bem conhecido que as pessoas só querem ter ídolos para vê-los arrasados.

Procuramos por satisfação nessa adoração a celebridades. Forçados a conviver com nosso eu dividido, projetamos a perfeição, que significa integridade, nesses ídolos. Fantasiamos que eles são pessoas privilegiadas, alheias à realidade. Em nossa vida há altos e baixos constantes, períodos de tédio, rotina infinita e hábitos ruins que não conseguimos largar. Precisamos compreender que essas limitações são fruto do eu dividido. A realização de desejos não nos ajuda quando se trata de encarar a própria vida. A jornada da meditação total pode ajudar.

O eu dividido e fragmentado não consegue se curar. Vai continuar diante de altos e baixos, contradições internas, confusão e conflito. Se nos encaramos com sinceridade, as falhas que vemos hoje já estavam provavelmente ali havia anos. Se somos ansiosos e depressivos hoje, talvez não seja a primeira vez. Se cedemos a um hábito ruim, como comer em excesso, esse hábito tem um histórico de ações e decisões. Se temos tendências psicológicas negativas – tais como temperamento explosivo, facilidade em ceder ou se vitimizar –, essas características também têm um longo histórico. O impulso inicial continua, pois quando tentamos lutar contra um hábito arraigado, o conflito se dá entre duas facetas do eu dividido. A faceta que deseja mudar contra a faceta que, teimosa, se recusa. O resultado provável é que nenhuma ganhe e o conflito permaneça.

O meu primeiro entusiasmo com a meditação – que inúmeras pessoas também sentiram no início – deveu-se à descoberta de que existe um lugar em nosso íntimo que está livre do eu dividido. Quietude e paz interior são boas experiências, mas sua real importância reside em libertar-se do conflito, da comoção, do medo, da depressão, da preocupação, da confusão e da dúvida interiores. Com um pouco de prática, qualquer pessoa consegue encontrar esse lugar íntimo, chegar até ele e ter a experiência de um eu íntegro e sereno. Fazer dessa experiência algo duradouro é outra questão.

DESPERTAR AQUI E AGORA

O problema não é se a meditação vai nos levar além do eu dividido – ela pode fazer isso, sem dúvida. A questão é como curá-lo, pois, assim que abrimos os olhos ao fim da meditação, o eu dividido volta ao agito de sempre. Nessa situação, a única solução para o problema se baseia na repetição. Se continuamos a meditar, dia após dia, ano após ano, tudo se resolve. "Persistir" é um bom conselho, mas sua promessa – de que um dia seremos inteiros – é incomum. A cultura da meditação tem milhares de anos no Oriente, e existem inúmeros registros de pessoas que despertaram, se sentiram iluminadas, encontraram a plenitude, atingiram a consciência de unidade, ou seja lá que nome queiramos dar.

Despertar é um fenômeno verdadeiro, que muitas vezes ocorre inesperadamente. Em *Walden ou a vida nos bosques*, Thoreau* menciona "o solitário empregado de uma fazenda nos arredores de Concord, que teve um segundo nascimento". (A própria menção a *"segundo nascimento"* remonta à civilização védica indiana, séculos atrás.) A estadia de Thoreau no lago Walden simboliza uma viagem interior em busca do despertar, que é o objetivo e o resultado natural de uma meditação. Ele explicitou quão atemporal e ampla é a experiência ao escrever: "Zoroastro, milhares de anos atrás, fez

---

* Henry David Thoreau (1817-1862), escritor, poeta, ensaísta norte-americano. (N. T.)

o mesmo caminho e teve a mesma experiência, porém, sendo ele sábio, sabia que ela era universal".

O inverno no lago Walden era extremamente frio, e Thoreau vivenciou condições não muito menos rigorosas que um notório iogue em uma caverna nas elevadas altitudes do Himalaia. Essa imagem de adversidade e privação tem reforçado o conceito, que agora já se encontra arraigado em todas as culturas, de que ser devoto à meditação é algo espinhoso. Além do sofrimento físico, outros requisitos parecem bastante desagradáveis. Eles variam entre renúncia ao mundano e flagelo da carne; isolamento e, no extremo da exigência, disposição de se martirizar em nome de Deus (depois desse sacrifício viriam o Céu e a recompensa divina).

O efeito mais comum desse conceito tão arraigado tem sido o de desencorajar qualquer um a considerar que a consciência elevada talvez esteja a seu alcance. No entanto, despertar sozinho é raro porque nós assim o rotulamos. A sociedade distingue quem é iluminado, santo ou espiritualizado, ou seja lá o que for. No entanto, marginalidade não é o mesmo que rejeição. Em tempos de fé, tais personagens eram distinguidas a fim de serem reverenciadas. Hoje em dia, quando a fé em um poder superior se tornou algo suspeito, é mais provável que esses indivíduos sejam vistos com estranhamento, admiração, indiferença ou negligência.

Tendo isso em mente, procurei um jeito de inserir esse despertar na vida normal. Antes de mais nada, *a meditação total teria de ser natural e fácil*, pois, não sendo assim, ela vai ser sempre deficiente. E um caminho que exija meses e anos de repetição de uma técnica rígida está longe disso. Muitas pessoas que começam a prática se perguntam se estão meditando direito. Outras acham toda essa empreitada muito estranha a sua maneira de viver – uma casa normal tem pouquíssimo em comum com um templo, um monastério ou um *ashram*. Mas o processo que nos aproxima da mente quieta e da paz interior talvez seja mais simples do que imaginamos. Conseguimos relances de quietude na presença de arte e música. Experimentamos paz interior (assim esperamos) toda noite ao dormir depois de um dia que tenha sido agradável e sem conflitos (se não vivenciamos isso, as crianças, sim). Esses instantes surgem naturalmente e sem esforço.

Além de não exigir esforço e ser natural, *a meditação total deve ser espontânea*. Deve acontecer no momento presente, de modo tão despretensioso quanto uma inesperada explosão de felicidade ou quanto a beleza de um maravilhoso pôr do sol. Assim, a consciência pode fluir aqui e agora, misturando-se a qualquer coisa que fizermos.

Por fim, *a meditação total deve estar em sintonia com o principal desejo de cada um*. É natural querermos extrair o máximo da vida, infelizmente o panorama espiritual em torno da meditação costuma condenar o desejo. Ao longo de milhares de anos, o desejo, sobretudo o carnal, foi tido como algo que rebaixa o homem ao mesmo nível dos animais. Os desejos mundanos, parece, nos empurram excessivamente na direção de uma busca infinita pelas coisas supérfluas, como dinheiro e sucesso, e sucumbir a essas paixões prejudicaria a moralidade. Aparentemente, aquilo que pode proporcionar prazer a curto prazo não consegue proporcionar felicidade duradoura. Esses argumentos são conhecidos, contudo o desejo em si não é ruim.

Não conseguimos fugir do desejo nem deveríamos ser orientados a fazer isso. A vida se descortina através de todas as formas de desejo e tentar escolher apenas os mais elevados, tal como a vontade de alcançar Deus, não funciona na prática. Os assim chamados desejos menores inevitavelmente fazem parte da experiência humana. Negá-los apenas reforça o eu dividido.

Se essas exigências são cumpridas – se o despertar for natural e sem esforço, espontâneo e em sintonia com nossos anseios pessoais –, o eu dividido, então, pode ter um fim. Será necessário este livro inteiro para dar conta dessa necessidade, pois basta olhar em volta para perceber que não há ninguém inteiro e não dividido. Não devemos nos culpar por achar que não há outro jeito. A natureza humana é o que sempre foi. O despertar também sempre existiu, e, quando acontece, a conscientização proporciona a cura que o eu dividido não consegue proporcionar.

MEDITAÇÃO TOTAL
LIÇÃO I: ESTAR DESPERTO

Neste livro, você vai aprender a expandir sua consciência, a fim de aprofundá-la e com isso despertar para uma nova realidade. No entanto, é preciso que você compreenda o significado de consciência. Para começar, a conscientização é uma experiência, a mais básica possível. Se você toma consciência de que a chuva começou a cair de repente, a experiência da conscientização muda. Se você está calmamente sentado de olhos fechados e se sentindo em paz, a consciência vivencia a quietude da não mudança. A vida pode mudar, às vezes não muda, mas a consciência percebe tudo.

Eis algumas formas de você perceber a consciência:

- Ponha este livro de lado e escute os sons a seu redor. Ao escutar os sons, você sabe que está no presente, aqui e agora. Quando você vê, toca, sente o sabor ou o cheiro de alguma coisa, também sabe de sua existência, aqui e agora. Saber que está presente é consciência.

  Agora, tire sua atenção dos sons e ignore-os. Você ainda está presente mesmo ignorando os cinco sentidos. A consciência é mais básica do que visão, audição, paladar, texturas ou cheiros. Nossos sentidos enchem a mente de conteúdos, mas a consciência não precisa deles. O simples fato de estar aqui é o estado fundamental da consciência.

- Olhe para este livro, depois feche os olhos e enxergue-o pelos olhos da mente. Pense na palavra "livro", diga essa palavra em voz alta. O que essas quatro experiências têm em comum? Foram vivenciadas com consciência. Palavras, pensamentos, imagens mudam constantemente, mas o meio de registrá-los não muda – isso é consciência.
- Por um instante, sente-se e crie um branco mental. Um pouco depois, esse branco vai virar pensamento, imagem ou sensação. Quando isso acontecer, volte para o branco. Observe quando o branco for sendo substituído por um novo pensamento, imagem ou sensação. No entanto, não importa se sua mente está vazia ou se há algo nela, você está sempre ali. Você tem um sentido de eu que existe independentemente do que possa estar ocorrendo ou não. Esse sentido é a consciência.

CONSCIÊNCIA PLENA E VOCÊ

Agora que esbocei o objetivo e a estrutura da meditação total, vamos nos aprofundar na questão que abriu este capítulo, a pergunta que está por trás de tudo: A existência basta por si mesma? A resposta é sim. A consciência sustenta a criação. Neste instante e a cada momento desde que nasceu, você está rodeado de inteligência infinita e poder criativo da consciência. Sei que esses princípios podem parecer um tanto abstratos, mas me acompanhe, pois eles são importantes para chegar à meditação total.

Se a Natureza guarda algum segredo para que a vida na Terra seja compreensível, só pode ser este: Vida *é* consciência. Você já sabe que *tem* consciência. Sem ela você seria irracional. Os princípios da consciência perpassam tudo. É um erro acreditar, como fazem muitos cientistas automaticamente, que a consciência só surgiu depois da evolução do cérebro humano. As formas mais básicas de vida se orientam pelos princípios da consciência ao se organizarem por si mesmas e saberem exatamente como sobreviver. Esses princípios são válidos até mesmo entre as formas de vida que consideramos completamente primitivas.

Em 1973, no Texas, uma mulher observou uma bolha amarela esquisita, que surgiu de repente em seu quintal, assim como os "círculos de cogumelo", que crescem em esterco. Mas essa bolha não se parecia com nada que essa mulher conhecesse.

Biólogos foram consultados e, embora a tal bolha amarela tenha desaparecido rapidamente, ela foi identificada como sendo um tipo de bolor limoso, uma forma de vida que remonta a bilhões de anos, pelo menos. Houve uma grande publicidade em torno dessa nova variedade denominada *Physarum polycephalum*, mas isso acabou caindo no esquecimento até outubro de 2019, quando o parque zoológico de Paris anunciou que exibiria o extraordinário fenômeno do bolor limoso. De acordo com a CNN, esse bolor

> é amarelo vivo, consegue se arrastar a uma velocidade de 4 centímetros por hora, pode resolver problemas embora não tenha cérebro e consegue se restaurar se for cortado ao meio... não é planta, nem animal, nem fungo. Não tem os dois sexos, masculino e feminino – tem 720. Também consegue se dividir em vários organismos e depois se fundir de novo.

Sendo uma curiosidade biológica, o *Physarum polycephalum* causou grande sensação, mas é preciso considerar o profundo mistério dessa história. O bolor limoso é uma forma de vida bastante simples. Existem novecentas espécies deles, formalmente categorizadas como fungos, mas com um reino razoavelmente organizado. Não há uma relação verdadeira entre as espécies exceto pelo fato de elas funcionarem seja como organismos unicelulares, seja em um grupo grande. Durante uma parte de seu ciclo, eles têm a aparência de limo gelatinoso.

O mistério consiste em como uma forma de vida que é pouca coisa mais complexa do que uma alga que flutua na superfície de um lago consegue ter inteligência. Quando um estudo publicado no respeitado *Proceedings of the Royal Society* afirmou que esse bolor amarelo conseguia resolver problemas, os pesquisadores se referiam ao fato de que ele consegue evitar substâncias nocivas e se lembrar de quais seriam elas durante o período de um ano. Parece que esse bolor também foi capaz de encontrar o trajeto mais rápido para escapar de um labirinto. Não interessa que esse bolor limoso, que se desenvolve no solo úmido dos bosques, seja praticamente imortal. Diante de seus únicos inimigos, a luz e a seca, ele consegue hibernar por anos a fio e voltar à vida de novo.

Com certeza, esse é um exemplo de como a existência cuida de si mesma, o que se pode ver pelas características de consciência que o bolor amarelo demonstra ter. Além de se auto-organizar e ser autossuficiente, ele se adapta ao meio ambiente, sabe como evitar toxinas que o ameaçam e resolve problemas.

Não há mistério nisso se considerarmos que a consciência faz parte da existência. Ambas caminham juntas porque assim deve ser, de acordo com tudo o que observamos na vida. Se a existência fosse um vazio, uma tábua rasa, não haveria nenhuma força física com a capacidade de criar consciência. Vazio é morte. Consciência é vida. Não é possível transformar morte em vida, no entanto a vida surgiu. Ou seja, a conclusão óbvia é que a vida foi gerada no campo da consciência, que já é viva, mas invisível até tomar forma física.

Não precisamos nos preocupar ainda com o lado metafísico do argumento. Nosso objetivo é mais prático: verificar se uma hipótese é verdadeira – neste caso, a hipótese de que a existência consegue tomar conta de nós sem esforço, naturalmente e com espontaneidade. A meditação total quer comprovar que, apesar do eu dividido e de todos os problemas que ele criou, a consciência não abandonou os seres humanos. Ela nos dá a capacidade de tomar conta de nossa vida sem esforço, fazendo o que todas as formas de vida, inclusive o bolor amarelo, fazem: contar com os princípios da consciência. A única diferença é que podemos escolher se vamos nos sintonizar com esses princípios ou não. A maior parte das pessoas não percebe essa escolha, contudo. O eu dividido já nos atrapalhou bastante ao nos desconectar de nossa fonte e depois nos convencer de que essa desconexão é normal.

O CAMINHO DE VOLTA

Qualquer meditação possibilita a experiência da consciência silenciosa, mas, muitas vezes, essa experiência é temporária e não muito profunda. Você pode fechar os olhos, sentar-se tranquilamente e chegar a algo semelhante (considerando que você não seja agitado nem estressado). O que diferencia a meditação de simplesmente fechar os olhos é a capacidade que ela tem de aprofundar a consciência silenciosa. Em sânscrito, essa experiência é conhecida como *samadhi*. Os iogues que conseguem entrar em *samadhi* profundamente fazem coisas extraordinárias, como diminuir o batimento cardíaco e reduzir o nível de consumo de oxigênio ao mínimo. Conseguem aumentar a temperatura corporal a ponto de ficar em um frio congelante sem problema, usando apenas uma túnica de seda fina ou ficando até sem roupa.

Em termos de experiência pessoal, *samadhi* aponta a diferença entre silêncio superficial e silêncio profundo. Mas, mesmo no silêncio superficial, podem ocorrer coisas importantes. Por exemplo, foi descoberto recentemente que só de fechar os olhos e respirar devagar e com regularidade é possível diminuir o estresse. Essa técnica, conhecida como *respiração vagal*, é uma descoberta e tanto devido a sua simplicidade e eficiência. Já a mencionei em livros anteriores, mas vale a pena repetir aqui.

A respiração vagal tem esse nome devido ao nervo vago, o mais comprido e complexo dos dez nervos do crânio, que conectam o cérebro com o resto do corpo. A palavra latina *vagus* significa "viajante", e o nervo vago de fato faz isso. Ele une o cérebro com o coração, os pulmões, o abdômen, regiões muito sensíveis ao estresse. O nervo vago é também aferente ou sensorial, ou seja, transmite as sensações do corpo ao cérebro, inclusive reações associadas ao estresse, que depois envia sinais em resposta, estabelecendo um fluxo constante. Quando nos encontramos em uma situação de estresse, o coração dispara, a respiração fica curta e irregular; sentimos um aperto no estômago.

Esse ciclo do estresse já foi mapeado e compreendido há muito tempo, mas também era necessário compreender seu sentido inverso, ou seja, o ciclo de redução do estresse. Ao pesquisar como a meditação funciona em termos físicos, estudiosos acompanharam os indícios deixados pela respiração. As respirações iogues, por exemplo, são exercícios de controle respiratório em prol de uma respiração mais regular, lenta e profunda. Acontece que a respiração calma e constante é controlada pelo nervo vago, diretamente relacionado ao cérebro, ao coração e aos pulmões. Estimulando-o é possível induzir ao relaxamento. Essa descoberta levou à prática bastante divulgada da respiração vagal, que é um jeito bem simples de estimular o nervo vago.

RESPIRAÇÃO VAGAL
Uma solução eficaz para situações de estresse

Passo 1: Sente-se confortavelmente e feche os olhos.
Passo 2: Respire calmamente contando até quatro.
Passo 3: Expire contando quatro tempos, depois faça uma pausa de um tempo.
Passo 4: Repita por cinco minutos.

Apesar de ser muito simples, a respiração vagal não só ajuda a aliviar o estresse como também a administrar a raiva e a ansiedade. As pesquisas médicas também andam estudando o uso de estímulos elétricos no nervo vago para o tratamento de várias doenças psicológicas e físicas. Eu e meu coautor, dr. Rudolph E. Tanzi, da Faculdade de Medicina de Harvard, descrevemos as possibilidades disso no livro *Você é a sua cura*:

> Do ponto de vista da prática médica convencional, o surpreendente é como parecem ser amplos os benefícios da estimulação do nervo vago. No momento, por volta de 32 doenças estão sendo investigadas e os resultados parecem ser positivos. São elas desde alcoolismo, batimento cardíaco irregular (fibrilação atrial) e autismo até um conjunto horrível de doenças físicas e psicológicas: doenças cardíacas, transtornos de humor, como depressão e ansiedade, várias doenças intestinais, vícios e talvez até perda de memória e mal de Alzheimer.

As possibilidades de tais pesquisas da medicina vêm se apresentando rapidamente, mas o importante aqui é que elas têm demonstrado que o estado meditativo é natural e não exige esforço. O silêncio superficial que é experimentado mesmo diante de uma breve exposição à meditação alcança o relaxamento por meio do nervo vago, e não há distinção entre o lado físico e o mental do relaxamento. Se é possível alcançar o silêncio superficial com facilidade, o silêncio profundo de *samadhi* provavelmente é tão natural e acessível quanto ele.

O que esse nervo "viajante" faz não é simplesmente levar sinais pelo corpo, ele conduz a consciência. O fato de que um único nervo craniano pode produzir efeitos holísticos indica como a consciência permeia a mente e o corpo. Não existe uma única conexão entre mente e corpo. A consciência como um todo está funcionando, e é por isso que a meditação total funciona. Com ela, não se trata de consertar uma coisa de cada vez, mas de reconectar com a consciência como um todo. Assim, à medida que a meditação se desenvolve, comprovamos que a existência consegue tomar conta de nós.

A consciência se entrega sem reservas. Quando um pequeno sinal de vida na Terra surgiu há quatro bilhões de anos, ele era mais primitivo que uma bactéria. Não tinha DNA. Não era nem uma criatura unicelular como a ameba. No entanto, assim como um óvulo não fertilizado tem toda a estrutura de um ser humano, os primeiros sinais de vida primordial eram resultado de um todo consciente e infinito. (Talvez devêssemos parar de estabelecer uma data para a origem da vida. Brian Josephson, físico premiado com o Nobel, escreveu: "A matéria está viva e consegue tomar decisões", o que soa como a declaração de um místico. Na verdade, desde o advento da física quântica, há mais de um século, a capacidade dos átomos de se comportarem à margem das previsões das leis estabelecidas passou a ser um mistério.)

MEDITAÇÃO TOTAL
LIÇÃO 2: NEM "INTERIOR" NEM "EXTERIOR"

Parece-nos natural separar as experiências mentais "interiores" das experiências físicas "exteriores". Por uma questão de conveniência, uso esses termos. Mas o mar da consciência abrange tudo, sem limites nem delimitações. Porque você é consciência, tem liberdade para respeitar limites – ser consciente não significa pisar na grama se há placas de proibido –, ainda que você saiba que os limites são artificiais. Eles não mudam sua natureza essencial, que não tem restrições.

Para demonstrar como é fácil cruzar a linha entre "interior" e "exterior", eis um exercício que elimina essa linha divisória instantaneamente:

- Passe os dedos por alguma superfície áspera, como a de uma lixa. Em seguida, feche os olhos e sinta a mesma superfície mentalmente.
- Mergulhe a mão em água gelada e depois imagine a mesma sensação de gelo.
- Olhe para uma rosa vermelha, depois feche os olhos e a enxergue de novo "interiormente".

Não importa onde sejam feitas essas experiências. Elas não são exclusivamente "exteriores" nem "interiores", mas na consciência, que abrange ambos. Se você pensar agora na textura de uma lixa, no frio da água gelada ou na imagem de uma rosa, essas sensações não são tão intensas mentalmente quanto as sensações

> físicas. Mas lembre-se de como os sonhos são vívidos, como as coisas têm muita semelhança com a realidade. Isso também vale para os sons nos sonhos. Algumas pessoas conseguem até sonhar e sentir cheiro, gosto e toque. Não é preciso ir tão longe. A realidade dos sonhos é tão real quanto qualquer experiência "exterior", pois os sonhos têm a mesma base na consciência. (Se você não estiver convencido disso, lembre-se de quando acorda sobressaltado por causa de um pesadelo. Se isso não é uma experiência real, por que acordar assustado?)

A vida sempre sabe o que fazer, mesmo quando nós duvidamos dela. Ninguém precisa ensinar o coração a bater. Até singelas células da pele assumem processos tão complexos quanto os das células cerebrais. Os glóbulos vermelhos, as únicas células em nosso organismo que não têm DNA, têm a função de saber aonde levar a carga de oxigênio e quando descarregá-la. De onde sai esse conhecimento? As escolas de medicina identificam o cérebro como o lugar da consciência, uma suposição que já se tornou senso comum, mas isso não está correto, trata-se de um conceito equivocado, fruto da soberba.

Deixando de lado essa crença equivocada que enxerga a consciência apenas como mente pensante, vamos atribuí-la a tudo na Natureza. Quero aqui apresentar um exemplo notável de como a consciência promove a vida. Talvez esse exemplo seja considerado uma digressão no tema da meditação, mas não resisto ao fascínio dele.

Vou descrever um milagre da Natureza, que tem início com uma pequena ave marinha australiana conhecida como grazina

(*Pterodroma leucoptera*). Essa ave não chama atenção – tem cerca de 25 centímetros, é marrom e cinza na parte superior do corpo, e branca embaixo – mas seu ciclo de vida é tão surpreendente que desafia qualquer explicação racional.

Ao longo da costa leste da Austrália fica a ilha Cabbage Tree, cujo nome vem de um tipo de palmeira muito abundante ali, a dracena. Quando um felpudo filhotinho cinzento nasce, o casal de grazinas voa até o oceano e volta com o papo cheio, regurgitando o alimento dentro do bico escancarado do filhote. Esse ritual vai ocorrer toda noite pelos três meses seguintes. De repente, chega um dia em que o casal não aparece. O passarinho espera. Nada de seus pais, noite após noite. O filhote começa a ter fome.

Em vez de morrer esfomeado, porém, o filhote se sente estimulado a sair dessa situação. As grazinas fazem ninho no chão, em fendas de pedras cobertas pelas folhas secas das palmeiras. O passarinho espia, depois se aventura até uma dracena perto dele. Ele nunca tinha voado, mas sabe que esse voo é sua única chance.

Como os albatrozes e outras aves marinhas que são desajeitadas no chão, a grazina não consegue voar a menos que uma brisa a ajude, mas no solo da ilha Cabbage Tree não tem vento algum. O filhote então resolve subir até o topo da árvore para se lançar no ar lá de cima. Ninguém lhe mostra o caminho, e ele nunca tinha feito isso antes, mas lá vai ele, escalando com suas garrinhas curvas e com o bico, e abraçando o tronco com as asas quando faz paradas para descansar. Enfraquecido de fome, o filhote só tem essa chance de subir na árvore. Se não conseguir, morre.

Assim que o filhotinho chega ao topo, o perigo ainda não terminou, pois ali é cheio de espinhos afiados onde ele pode ficar preso. Também o vento precisa estar a favor dele para que consiga voar, pois, se despencar no chão, seria fatal.

Uma vez que o filhote seja bem-sucedido e pegue a brisa, tem início a parte mais notável dessa história. Durante os cinco ou seis anos seguintes, essa ave jamais pousará em terra novamente. Sempre voando e se alimentando na superfície do mar, essa espécie dorme por apenas uns quarenta minutos à noite, enquanto voa, alternando um lado do cérebro desperto e outro que dorme! Acaba voltando de suas viagens pelo mar da Tasmânia para o mesmo ponto da ilha onde nasceu – uma ilha do tamanho de um ponto-final em uma folha de papel. Ali copula e seu ciclo de vida recomeça.

Vamos pensar na sobreposição de mistérios na história dessa ave. Os naturalistas podem até observar a grazina e descrever seu comportamento, mas cada passo dela desafia as explicações. Dizer que o instinto ou a genética orienta esse filhote é o máximo que a ciência consegue fazer até agora. Mas vamos considerar o seguinte: a função do DNA é produzir apenas as principais proteínas e enzimas que estruturam a célula. E essa estrutura não é algo vivo. Como o DNA explicaria à grazina em seu primeiro voo que deveria olhar para o mar, procurar pequenas lulas e peixes logo abaixo da superfície e depois mergulhar, roçar na água e pegar a presa, em uma manobra bastante complexa que a ave jamais tinha feito antes?

O instinto tampouco resolve a questão, pois tem que haver uma base para podermos compreender como cada passo do primeiro voo da grazina é cronometrado, e o único sinal é a fome, que tira o filhote de seu ninho nas pedras. Como foi que ele adquiriu esse comportamento específico de escalar a árvore, um feito para o qual tem poucos recursos além das garras? O instinto é sobretudo uma forma de tapear nossa ignorância, mapeando comportamentos complexos do reino animal como algo intrínseco. Como esses comportamentos acontecem continua sendo um grande mistério.

Tudo o que o filhote de grazina faz apresenta características conscientes. Tudo tem uma intenção. Ele sabe o que precisa fazer. Age de acordo com um cronograma, e não precisa de ensinamento, pois todo o seu conhecimento é inato. Se tudo não fosse coordenado, qualquer etapa até o voo poderia não funcionar. Na verdade, toda a sequência de comportamentos precisa existir a fim de evitar desfechos fatais a cada passo. O próprio fato de o filhote se alimentar até pesar um terço a mais que seus pais o prepara para o período de fome, a partir do momento que seus pais misteriosamente não voltam mais. A ave deve então sobreviver por duas semanas com a gordura que acumulou no corpo.

O que parece inegável é que ela não sabe apenas uma coisa ou outra. Ela conhece tudo de que precisa para sua existência.

A única explicação possível para esse complexo comportamento da grazina reside além de seus instintos e genes, está na própria consciência, que se expressa através de caminhos inteligentes, ordeiros e criativos. O resultado é que ela consegue tomar conta de si mesma e, por extensão, de nós.

MEDITAÇÃO TOTAL
LIÇÃO 3: SABEDORIA INTERIOR

A mente de uma criança de 2 anos é ativa e curiosa, tem sede de saber tudo o que está acontecendo a sua volta. Desde o início, vamos crescendo e aprendendo todo tipo de coisa. Essas coisas se reúnem em um fundo personalizado de conhecimento, seja ele o aprendizado do idioma francês ou o de andar de patins. No entanto, conhecimento não é o mesmo que entendimento, que vem primeiro. Existe um estado de conhecimento interior que todos temos. É inato. Não é possível ser consciente sem ele. Na meditação, aprofundamos esse estado interior, mas primeiro precisamos reconhecer o que é conhecimento.

Eis aqui algumas formas de você ter consciência de seu conhecimento interior:

- Pronuncie em voz alta a seguinte frase: "A aranha arranha a rã. A rã arranha a aranha. Nem a aranha arranha a rã. Nem a rã arranha a aranha". De imediato, você sabe que as palavras têm som semelhante, mas são diferentes. Não foi preciso separá-las, você já tem um conhecimento que funciona instantaneamente.
- Uma mulher está no laboratório, esperando para retirar alguns exames. Ela se dirige ao balcão e pergunta: "Estou aqui há duas horas. Será que preciso ter um colapso para ser atendida?" A recepcionista responde: "Nesse caso, não é comigo, por favor dirija-se ao pronto-socorro mais próximo". Por que isso é engraçado? Porque sabemos quando se trata de uma ironia. Não é preciso nenhum esforço mental. O sarcasmo bate de pronto, assim como todo saber interior.
- Dê uma olhada a sua volta e observe — móveis, tapete, quadros, talvez uma outra pessoa. Você reconhece cada coisa, uma capacidade básica do conhecimento interior. Agora, experimente o espaço de um outro jeito: olhe de novo e preste atenção apenas nas cores. Como é que você sabe que existem cores? Trata-se de um conhecimento interior profundo. Está instalado na consciência humana de tal maneira que você consegue diferenciar até dois milhões de tons variados. No entanto, a existência em si de cores vem de um conhecimento interior que não pode ser expresso em palavras — nem precisa. Conhecer as cores é inerente, não é preciso ler sobre elas nem aprender com ninguém.

> Sua retina é fisicamente bombardeada por fótons, o que dá origem aos mecanismos da visão. A informação química codificada começa a circular pelos nervos ópticos, dos olhos ao cérebro. Essa informação não tem cor porque nem os fótons nem os sinais nervosos têm cor. A cor só é conhecida na consciência. É assim que a qualidade do conhecimento se enraíza na existência. Você não poderia estar aqui sem o conhecimento, que se aplica não apenas às cores, mas a todos os sentidos.

Há séculos lamentamos a condição humana – ou seja, as características complexas e conflitantes de que somos feitos –, mas, em contraposição, existe uma solução, que é enxergar a consciência plena como uma realidade que permeia a vida humana por completo assim como permeia a Natureza – porém, com uma diferença: podemos ter controle sobre isso. A consciência plena não é uma força externa que age como quem manipula fantoches por cordinhas invisíveis. Graças ao livre-arbítrio, o *Homo sapiens* há muito tomou conta das cordinhas. Revelamos nosso potencial de acordo com nossas vontades. Temos aspirações que nenhum outro ser vivo parece ter.

Ninguém nos arrancou da ordem natural das coisas. Fizemos isso por conta própria. Temos opinião própria e, tendo liberdade de sonhar, as civilizações se erguem e caem, mas a última aspiração, que é a vontade de experimentar a consciência plena e a transformação que vem com ela, sobrevive à queda dos impérios. É mesmo possível acessar a consciência que governa o cosmo e o menor cisco de vida? A resposta é sim, mas vai ser preciso um capítulo inteiro para desenvolver o que esse "sim" realmente significa.

2
SUA VIDA É SUA MEDITAÇÃO

A meditação nos dá acesso a uma consciência mais elevada. E essa consciência recebe vários nomes: consciência pura, consciência cósmica ou iluminação. (Todos esses nomes têm um viés falso a que vou me referir em breve. Nomes acabam com a magia, e não devemos perder de vista o que há de mágico na consciência.)

A meditação adquiriu com o tempo uma reputação mística, pois o portal para a consciência elevada, supostamente, fica fechado para a mente comum. Neste livro, proponho que isso seja radicalmente repensado. A meditação não é algo sobrenatural, ao contrário. Na verdade, todos nós meditamos desde o nascimento. Cada um de nós já experimentou, em algum momento, os estágios que podem ser alcançados pelas técnicas ensinadas pelos professores de meditação. E isso é fato, pois, se ela não refletisse o que a mente já faz, não poderia ser ensinada. Nem poderia existir. A matemática superior não é mística, pois todo mundo usa números. A gastronomia requintada também não é sobrenatural, pois (quase) todo mundo consegue fritar um ovo.

Se conseguimos captar a essência de algo, todo o resto é muito mais complicado. A essência da matemática e da gastronomia não muda mesmo que elas sejam elevadas a um nível de arte. Isso também vale para a consciência. Passamos a vida entrando e saindo de algum estado de meditação, como denomino aqui. Em termos genéricos, esse estado é qualquer estado mental que seja introspectivo. Ao longo do tempo, teve diferentes nomes:

Atenção plena
Autoquestionamento
Reflexão
Contemplação
Concentração
Oração
Quietude mental
Respiração controlada
Bem-aventurança

Assim como a matemática superior ou a alta gastronomia são uma arte, essas práticas pertencem à arte da meditação. Mas, em essência, o estado de meditação existe para servir a um propósito básico bastante necessário. Sua mente entra em estado de meditação porque precisa de equilíbrio. Todas as práticas de meditação têm origem nessa necessidade, por isso precisamos compreendê-la. Quanto mais compreendemos essa questão, melhor será nossa meditação total.

ESTADO DE EQUILÍBRIO

Equilíbrio é mais uma palavra que tem sido empregada exaustivamente. Além de todas as mensagens que recebemos sobre equilíbrio físico e na alimentação, vários produtos – desde vitaminas e cereais até xampus e calçados – usam "equilíbrio" como propaganda. No entanto, para um fisiologista, equilíbrio é tudo na vida.

Se nosso corpo se desequilibra, quando estamos tirando neve da calçada ou correndo no parque, assim que paramos essa atividade, o batimento cardíaco e a pressão arterial, o uso de oxigênio nos músculos e os sistemas digestório e imunológico vão automaticamente voltar à homeostase, isto é, o estado de equilíbrio do corpo em repouso. A capacidade de reagrupar e reequilibrar faz parte de nós.

Em *Corpo*, um livro prazeroso e muito informativo lançado em 2019, Bill Bryson explica os mistérios da homeostase. Na verdade, a obra se baseia na premissa de que, apesar de pesquisas avançadas, quase tudo o que diz respeito ao corpo humano é ainda um mistério. Por exemplo, ainda não sabemos por que soluçamos ou dormimos. Nem por que somos os únicos mamíferos que não produzem a própria vitamina C, nem por que temos tantas alergias, nem por que corremos risco de morrer engasgados. Nossa singularidade tem suas esquisitices. O ser humano consegue habitar em todos os tipos de clima, dos montanhosos aos tropicais, mas dentro de uma estreita margem de temperatura interna. Se a temperatura corporal sobe dois graus, já ficamos febris. Se ela cai meio grau, começamos a congelar, e abaixo de 35 °C já corremos o risco de hipotermia.

Nosso corpo se arrisca de modo extraordinário a fim de manter o equilíbrio a uma temperatura de aproximadamente 37 °C, como demonstra Bryson em um experimento notável: um homem correndo uma maratona em uma esteira sob condições controladas. A temperatura do cômodo vai caindo até ficar mais baixa que congelante, depois vai subindo até ficar bem quente, como no mais escaldante deserto. Em ambas as situações, porém, a temperatura do corpo do indivíduo quase não varia além de um grau. O fato de esses dois processos serem muito básicos, tanto o de esfriar quanto o de esquentar o corpo, ou seja, suar e tremer, não torna esse equilíbrio físico menos surpreendente.

Algo semelhante ocorre na mente, mas é invisível. Existe um ponto de repouso para o equilíbrio mental e, quando nos afastamos do equilíbrio, a mente sabe como voltar a esse ponto. Entramos em estado de meditação. Esse fato já foi comprovado de várias formas que não parecem, à primeira vista, relacionadas à meditação.

O melhor exemplo são as emoções. Assim como ocorre com o corpo, todas as pessoas têm um ponto preciso em seus humores, isto é, certo nível de satisfação a que voltam depois de alguma ocorrência emocional, seja ela alegre, seja ela triste. Esse ponto varia muito de uma pessoa para outra, e é por isso que observamos pessoas que sempre parecem naturalmente alegres ou sombrias. Não há explicação científica para tal disparidade. Nem a mais desgastante das situações vai ser obstáculo para esse retorno. Em seis meses, a lembrança de qualquer acontecimento vai permanecer, mas não o humor conflitante.

As canções tristes de amor exageram quando falam de corações partidos para sempre. Uma das canções mais populares nas *jukebox* era a interpretação de Patsy Cline de "Crazy", de Willie Nelson, que dizia: "Crazy, I'm crazy for feeling so lonely".* Mas seis meses depois, com certeza, a "loucura" já teria passado.

Se as emoções retornam a um ponto conhecido, o que acontece com a mente e com todos os nossos pensamentos aleatórios e às vezes loucos? A noção de que a mente se reequilibra é novidade. Às vezes, uma intensa atividade mental consegue nos esgotar. Raramente fazemos uma pausa nos pensamentos a fim de observar que a consciência está sempre ao fundo e que esse pano de fundo não é passivo. Ele nos traz de volta ao equilíbrio, assim como a homeostase faz com o corpo. Como a consciência é uma totalidade, não é natural fazer uma distinção entre equilíbrio físico e mental – quando nos acalmamos depois de uma briga intensa, de um susto ou de um episódio de preocupação, as células também estão se acalmando depois do desequilíbrio causado pelo estado emocional que tinha sido criado.

Toda essa discussão evidencia que a meditação não funcionaria a menos que a mente já tivesse um mecanismo de reequilíbrio. A meditação tira a consciência de seu esconderijo e a expõe. Deixa de ser uma descoberta dos antigos místicos orientais e passa a

---

* Louco, sou louco por me sentir tão só. (N. T.)

aprofundar e a ampliar o que a mente já faz naturalmente, assim como uma massagem feita por um longo tempo aprofunda o estado de relaxamento a que o corpo retorna com a homeostase.

    O ato de reequilíbrio da mente já é, por si só, surpreendentemente eficaz. Experimentemos encarar uma luz forte durante trinta segundos ou a tela do computador, fechando os olhos em seguida. Vamos ver um brilho na retina que vai se apagando. Essa luz não leva mais que alguns minutos para se apagar por completo. A mente, portanto, não tem como persistir com uma imagem dos pensamentos, pois ela esconderia o pensamento seguinte. Consideremos os milhares de pensamentos que passam por nossa cabeça durante uma semana ou mesmo um dia, e como estamos sempre prontos a receber cada um em oscilantes *flashes* mentais. Essa operação inteira acontece literalmente à velocidade da luz – à velocidade dos sinais elétricos de nossa mente.

MEDITAÇÃO TOTAL
LIÇÃO 4: PONTO ZERO

Nossa mente aperta o botão de reiniciar assim que um pensamento é registrado. É o ponto zero da consciência. É como se a mente apagasse um pensamento para que outro pudesse entrar. Ao contrário do botão de deletar, porém, o ponto zero da mente é vivo, dinâmico e pronto para qualquer coisa que venha em seguida. Em termos ideais, o ponto zero é vibrante e alerta. Você vai sentir esse estado ideal quando estiver revigorado, atento, otimista e pronto para a próxima experiência.

No entanto, há momentos em que o ponto zero da mente não está de fato em repouso. Ao contrário, fica em um estado de cansaço, enfadonho, perdido em pensamentos rotineiros e resistente a mudanças. Muitas vezes, nos vemos entre o melhor e o pior que o ponto zero pode oferecer. Não nos sentimos indolentes e cansados, tampouco estamos abertos, curiosos e revigorados.

Para demonstrar o que estou dizendo, eis aqui como identificar quando o ponto zero da mente não está em seu estado ideal:

- Crie um ambiente barulhento e irritante, que pode ser feito com o volume mais alto de alguma música da qual não goste ou com a televisão em um canal mal sintonizado. Acomode-se, feche os olhos, limpe a mente. Observe como é difícil obter a paz interior. Mal dá para chegar ao ponto zero, e, quando você consegue isso, ainda se sente irritadiço.

- Agora, encontre um ambiente tranquilo e suave onde se sinta relaxado. Feche os olhos, respire fundo algumas vezes, acalme sua mente. Observe como chega com facilidade ao ponto zero. Mesmo com pensamentos indo e vindo, eles não são ofuscados pela irritabilidade nem pela distração.
- Experimente observar como fica o ponto zero em diferentes situações: na fila do correio; na sala de espera do médico; no aeroporto, com voo atrasado; ouvindo a conversa chata de alguém; em uma reunião entediante no trabalho.

Observe como é fácil atrapalhar o ponto zero. Isso se deve à sensibilidade intrínseca da mente, a qual é treinada para estar atenta e sempre escolher uma riqueza de informações. Essa sensibilidade é um grande recurso, mas, ao mesmo tempo, o acúmulo de informação – sobretudo se não é bem-vindo – dificulta a volta ao ponto zero com espontaneidade e clareza.

Sua mente quer se reiniciar várias vezes por minuto a fim de que você sempre tenha pensamentos novos, atitude aberta, otimismo. Assim a Natureza a fez, mas a vida moderna trabalha na contramão da Natureza o tempo todo. Tornou-se muito difícil conseguir quietude mental, e em uma sociedade dominada por infindáveis distrações e diversões, esse sossego mental é uma experiência rara. Deliberadamente, muitas pessoas preferem comer em restaurantes barulhentos e lotados, pois gostam do estímulo constante.

> A mente combate essa estimulação constante, que nos desgastaria como um disco de vinil se desgasta se ficar rodando o tempo todo. É por isso também que nos "desligamos" quando nos vemos em uma situação em que há muita coisa acontecendo a nossa volta. Exceto em casos de angústia interior ou fatores estressantes externos, seus pensamentos vão sempre voltar ao ponto zero sem esforço algum de sua parte.

ENTRANDO EM ESTADO DE MEDITAÇÃO

A cultura da meditação surgiu para levar o ponto zero a um campo além dos pensamentos cotidianos. Portanto, a quietude mental não é um objetivo em si. É o marco inicial. No silêncio, tudo se expande na consciência.

As principais técnicas de meditação correspondem a diversos processos naturais que a mente atravessa ao retornar ao ponto zero. Trata-se da recuperação de algum tipo de equilíbrio que tinha sido temporariamente afetado. Na meditação total, aproveitamos todos os processos mentais naturais a fim de tratar de todos os nossos desequilíbrios de uma só vez. Isso ajuda a compreender como um estado mental de meditação é completo e com que frequência o alcançamos.

ATENÇÃO PLENA é a forma como a mente se recupera da *distração*. Voltamos ao momento presente. Esse é o estado em que todas as células do corpo já vivem naturalmente. É também onde a mente deseja viver, se nós assim permitirmos.

EXEMPLOS:

- Seu celular toca quando você está dirigindo. Se for consciente, não atende e continua com o foco no aqui e agora.
- Você está no médico, preocupado com algum problema de saúde. Enquanto o médico conversa sobre seu problema, você percebe que continua preocupado e distraído. Se for consciente, foca no que o médico está dizendo e faz perguntas pertinentes.
- Você está em um encontro, mas não está satisfeito. Percebe aspectos bem indesejáveis na pessoa e ao mesmo tempo se pergunta como está se saindo aos olhos dela. Se for consciente, afasta as distrações e assimila a outra pessoa naturalmente, sem digressões.

AUTOQUESTIONAMENTO é a forma de nos recompormos mentalmente dos *hábitos*. Ao nos perguntarmos: "Por que estou fazendo isso?", trazemos a atenção consciente de volta a uma situação na qual em geral nos deixamos levar por hábitos, rotinas, comportamentos obsessivos, reações precipitadas e convicções estanques. O autoquestionamento ocorre quando percebemos um comportamento repetitivo e fazemos uma reflexão.

EXEMPLOS:

- Você sempre se flagra pedindo ajuda a seu companheiro em alguma atividade doméstica, mas é sempre ignorado ou recebe uma desculpa qualquer, como: "Desculpe, me esqueci". Ao se questionar, você se pergunta por que está sempre nessa posição de adulto falando com uma criança.
- Você nunca resiste à sobremesa dos restaurantes, mesmo estando de regime ou já satisfeito. Com o questionamento, você pausa e se pergunta se isso é bom. Já sabe que não é bom, por que está repetindo esse comportamento?

- Você reclama do emprego o tempo todo, e as coisas só andam bem por períodos curtos. Questionando-se, você se pergunta por que continua em um emprego que o faz infeliz e se não merece algo melhor.

REFLEXÃO é a forma como a mente se recupera da *inconsequência*. Observamos um comportamento, vemos o que é contraproducente, problemático, o que de fato está acontecendo. A mente é naturalmente reflexiva quando se volta para si mesma.

EXEMPLOS:

- Há uma pessoa em seu trabalho que o irrita. Apesar de estar cansado disso, seus colegas não parecem ter o mesmo tipo de problema com ela. Em vez de se fixar então no estresse que essa pessoa lhe causa, você faz uma reflexão sobre o estresse que você poderia estar causando aos demais por causa disso.
- Você se considera um pai cuidadoso e atento. Recentemente, sua filha adolescente começou a ficar mais distante e cheia de segredos. Você se pergunta se andou distraído ou se ela está apenas agindo como uma adolescente normal em busca dos próprios limites.
- Seu cônjuge não apresenta mais o mesmo interesse sexual. Seus amigos logo chegam à conclusão de que deve estar tendo um caso, enquanto você fica pensando se não é mais tão atraente e desejável como já foi. Resolve então deixar as suposições de lado e dar início a mudanças que possam melhorar sua vida amorosa e dar maior satisfação a ambos. Se isso não funcionar, você fará uma nova reflexão sobre o assunto.

CONTEMPLAÇÃO é a forma como a mente se recupera da *confusão*. Quando estamos diante de muitas escolhas, cada uma com seus prós e contras, avaliamos a situação até termos alguma clareza a seu respeito. A mente naturalmente prefere a clareza em vez de confusão.

EXEMPLOS:

- Você não vai à igreja com regularidade ou nem vai mais. Agora seu filho vai se casar com uma pessoa muito religiosa que o faz se questionar sobre sua fé. Você só deseja harmonia familiar, mas não tem mais nenhuma ligação religiosa. Então, você pondera sobre como expressar suas convicções sem causar problemas.
- Você tem um chefe novo, cujo comportamento transformou seu trabalho em algo muito pior em termos de pressão e prazos. Você continua no emprego, tenta consertar a situação ou vai embora? Você avalia as opções.
- Você se preocupa bastante com o problema das armas e a violência em seu país. Todo mundo diz que o *lobby* armamentista é muito poderoso, dificultando uma legislação razoável. Você considera se vale a pena seguir sua consciência e lutar por novas leis ou se as chances são tão remotas que não valem o esforço.

CONCENTRAÇÃO é a forma como a mente se recupera da *irrelevância*, da inutilidade. É inútil não fazer o trabalho com cuidado, ser negligente nas opiniões ou descuidado e arbitrário na forma de nos relacionarmos. Tais comportamentos refletem certa convicção de que a maior parte das coisas não tem mesmo relevância, então, por que dar importância a elas? Ao nos concentrarmos, a mente se aprofunda o suficiente para que as coisas ganhem relevância, satisfazendo assim a busca natural por um sentido na vida.

EXEMPLOS:

- Uma de suas amizades mais antigas ficou sem graça e seu amigo parece entediado. Em vez de deixar as coisas como estão, você se concentra no que poderia fazer para reavivar a amizade.
- Você é bom em seu trabalho, tão bom que já não se sente desafiado. Corre o risco de não se sentir mais satisfeito com o que

faz. Antes de tomar a difícil decisão de mudar de emprego, você se concentra em como tornar o trabalho atual mais significativo e desafiador.
- Você acorda sem disposição para enfrentar o dia que tem pela frente. Tudo tão igual. Em vez de culpar a idade, o cônjuge, o emprego, a vida em geral, você se concentra em uma mudança interior, perguntando-se sobre o que falta em sua vida e como preencher essa lacuna.

ORAÇÃO é a forma como a mente se recupera do *desamparo*. Ao entrar em contato com um poder superior, reconhecemos a necessidade de conexão. Muitas vezes, nos sentimos isolados, sozinhos, pequenos e perdidos. Essas são as características do desamparo, e durante séculos a humanidade invocou o poder superior de um Deus ou dos deuses. A mente naturalmente precisa se livrar desse sentimento de impotência.

EXEMPLOS:

- Você sofreu uma perda ou está se sentindo deprimido e solitário. Para aliviar esse sofrimento, pede em oração para que isso seja resolvido pela graça divina ou por um Deus amoroso.
- Você é testemunha de um desastre natural que provoca um sofrimento indescritível a um número imenso de pessoas. Fazer doações não é o suficiente, então você reza para encontrar uma maneira melhor de ajudar.
- Em sua família, um parente é viciado em drogas. Todos os esforços para ajudar falharam. Depois de um período de recuperação, ele teve uma recaída. Você reza, pedindo ajuda do poder superior.

QUIETUDE MENTAL é a forma pela qual a mente se recupera da *sobrecarga*. A mente está constantemente processando a vida cotidiana e seus desafios, mas, quando a atividade mental se torna um fardo, há risco de exaustão, ansiedade e agitação mental. A mente naturalmente precisa estar calma quando não há necessidade de atividade. Na paz e no silêncio estão o contentamento simples da existência e uma vontade renovada de que venha o desafio seguinte.

EXEMPLOS:

- No trabalho, você chama alguém de irresponsável. A pessoa fica chateada e você também. Antes de se desculpar, você procura um lugar calmo para descansar a mente e se restaurar.
- Sua família está acostumada a sobrecarregar você, e você tem orgulho de sua competência – faz tudo por amor. Mas você anda escondendo um cansaço constante. Antes de conversar sobre como os demais poderiam ajudar, você se recolhe, relaxa e prepara-se para discutir o assunto sem estar atormentado.
- Depois de um dia puxado, você está acostumado a tomar um drinque ou cerveja. Recentemente, esse seu consumo tem aumentado. Você então se dá conta de que pode se desligar de forma mais eficaz por meio da meditação ou, pelo menos, com quinze minutos de relaxamento antes de decidir se precisa mesmo beber.

RESPIRAÇÃO CONTROLADA é a forma pela qual a mente se recupera do *estresse*. *Estresse* é um termo neutro que indica um estado de desequilíbrio mental e corporal quando estamos sob pressão. Sob estresse, a respiração fica curta e irregular. Respirando fundo algumas vezes, suspirando profundamente ou cochilando (um estado natural de respiração regular e tranquila), a mente e o corpo recuperam o equilíbrio.

EXEMPLOS:

- Qualquer exemplo mostraria a mesma coisa: quando você está estressado, verifique a respiração. Respirar profundamente por alguns minutos gera uma resposta relaxante da pressão, que clareia sua mente e elimina a tensão de seu corpo.

BEM-AVENTURANÇA é a forma pela qual a mente se recupera do *sofrimento*. A mente, claro, prefere o bem-estar ao sofrimento, não importa quanto tentemos racionalizar, dizendo que certas formas de sofrimento fazem bem. Bem-aventurança, alegria ou êxtase são um estado perfeito de felicidade, que surge de modo imprevisível. Todo mundo já sentiu isso alguma vez, quando a consciência deseja estar presente. A bem-aventurança é um estado natural. O sofrimento é uma distorção forçada, um tipo de vibração ruim e persistente, que acaba com as boas vibrações mentais.

EXEMPLOS:

- A bem-aventurança é a felicidade além das palavras, portanto é diferente de sentir-se feliz, algo que pode ser descrito. Para perceber a diferença, procure se lembrar de uma época em que tenha sentido uma alegria súbita sem explicação. Quanto mais fora do comum esse sentimento, mais perto da bem-aventurança você chega.
- Se não for fácil lembrar de um momento de êxtase, talvez seja mais fácil pensar em sentimentos como admiração e maravilhamento. Pense em você diante de uma paisagem cheia das maravilhas da Natureza – a bem-aventurança é bem parecido.
- A bem-aventurança pode levar às lágrimas também. Lembre-se de como se sentiu ao ver um recém-nascido, uma criança brincando inocentemente ou alguém superando um sofrimento. Quando essas vivências nos abalam, se o sentimento que despertam é inspirador, então, está perto de ser bem-aventurança.

MEDITAÇÃO TOTAL
LIÇÃO 5: ENCONTRANDO SEU EIXO

Sua mente já sabe como meditar. Você só precisa observar e aproveitar isso. Não importa o tipo de prática de meditação, o processo sempre envolve um eixo. Encontrar esse eixo, o centro, significa ficar tranquilo com seu corpo, sentir-se você mesmo, sem exigências nem expectativas. Esse é o ponto de partida para tudo o que pode ocorrer depois da meditação plena. No entanto, se você não estiver centrado, nada vai acontecer na meditação. A distração é uma espécie de duende da meditação, sempre perturbando e nos desviando do que é importante.

É preciso reconhecer que esse eixo já existe naturalmente, fora da meditação. Você se sente centrado sempre que estiver sendo verdadeiro e autêntico. Você só expõe sua própria verdade quando está centrado. Também só expõe uma emoção profunda se estiver centrado.

Veja como encontrar seu eixo, seu centro, sempre que quiser:

- Procure um lugar sossegado, feche os olhos e volte a atenção para o centro de seu peito, na região do coração. Respire com calma e não faça nada. Você vai se sentir centrado e tranquilo.
- Continue sem fazer nada e notará que começa a se distrair. Observe isso e traga sua atenção de volta a seu centro.

Repita o exercício quantas vezes quiser. O objetivo é simplesmente observar a sensação de estar centrado. Essa sensação é o ponto inicial para a consciência plena, um estado de consciência consistente.

Para colocar em prática o que aprendeu, comece suas atividades diárias, mas pare tudo se observar:

Esgotamento
Distração
Pensamentos confusos ou acelerados
Dúvida para tomar uma decisão
Pressão
Preocupação com tempo, dinheiro ou saúde
Irritação ou impaciência
Inquietação
Tédio

Sempre que estiver diante de qualquer uma dessas reações, não a combata. Em vez disso, feche os olhos e procure centrar-se com tranquilidade durante um momento. Deixe que a consciência restaure em você a calma, a sensação de segurança, de estar em um lugar em que não mais reage a acontecimentos externos. Não force nada. Se você se distrair, traga de volta a atenção para o centro de seu peito.

CONSCIÊNCIA: "TUDO OU TUDO"

Há coisas na vida que são uma questão de "tudo ou nada". Por exemplo, uma gravidez. Mas a maioria não é assim; é possível viver com algo intermediário, do tipo "bom o suficiente". A consciência, porém, é "tudo ou tudo", e isso pede explicação.

Quando algo é total, não pode ser dividido. Só existe o todo. A consciência está sempre presente em todas as fibras da vida, sem exceção. Como temos o livre-arbítrio, podemos afastar a consciência, o que fazemos sempre que ignoramos o que é bom para nós e preferimos o que faz mal. Os hábitos afastam a consciência. As regras afastam a consciência. Qualquer coisa que torne a vida automática afasta a consciência, no entanto, ela permanece inalterada.

A vida desperta é totalmente consciente, e essa é a forma mais natural de viver. Só que é difícil as pessoas entenderem esse conceito. Elas gostam de ter regras na vida, e quando são rígidas, como são as regras dos brâmanes ortodoxos do hinduísmo ou as dos judeus ortodoxos, fica mais fácil para as pessoas se sentirem superiores. Afinal, seguem imposições que uma pessoa comum não seria capaz de adotar.

A meditação total abre o caminho para a vida desperta, mas antes de mais nada é preciso desejar essa vida. Estar consciente o tempo todo, em todas as situações, além de parecer estranho, não é necessariamente bom. Como seria ter consciência de nosso peso, das deficiências de um parceiro ou do pouco que sabemos sobre determinado assunto se comparado com um livro? No entanto, a vida com consciência plena não significa isso. Não me canso de repetir que a vida com consciência plena é o melhor jeito de viver porque a consciência já é plena.

O corpo, como sempre, é a pedra de toque perfeita para a realidade. Por meio da homeostase, o corpo faz mais do que se reequilibrar – ele também se cura, e faz isso o tempo todo, não apenas quando está doente ou machucado. Milhares de vezes por dia, as células defeituosas, inclusive as que podem ser cancerígenas, são destruídas. Quando elas chegam ao final de sua vida produtiva, morrem. O corpo está constantemente vigilante, e isso implica consciência permanente.

Assim como muitos outros processos, a cura é bastante complicada, e sua descrição já preencheu inúmeros livros sem que tenham conseguido esgotar o assunto. Para nossos propósitos, é importante perceber que a consciência está por trás das atitudes que o corpo toma, até o nível das células. A inteligência celular lhe diz o que fazer. Sem a consciência, átomos e moléculas ficariam voando aleatoriamente como poeira interestelar. Acho bastante convincente um exemplo extraído do sistema imunológico, que protege o corpo inteiro.

Existe em nossa corrente sanguínea um tipo de glóbulo branco, conhecido como fagócito, que é responsável por combater microrganismos invasores; enquanto um segundo tipo, denominado linfócito, reconhece e se lembra de qualquer invasor anterior – não apenas de nosso passado, mas de um passado remoto, de milhões de anos antes.

Um glóbulo branco consegue batalhar por nosso corpo inteiro, pois ele tem um componente visível e um invisível. É impressionante observar pelo microscópio quando uma célula T, um tipo de linfócito, cerca, subjuga e devora uma bactéria ou vírus indesejado, mas é a inteligência invisível dos linfócitos que viabiliza todo o sistema imunológico. Dependemos da memória quase perfeita do sistema imunológico. Nossa capacidade de reconhecer uma fisionomia é semelhante à capacidade que o linfócito tem de reconhecer o vírus que causa sarampo ou caxumba. Ao se lembrar de que uma pessoa teve sarampo ou caxumba quando criança, o linfócito a protege para que não contraia de novo essas doenças.

A medicina fica perplexa quando algo de errado ocorre em uma dessas situações: ou quando uma partícula inofensiva é interpretada como inimiga, que é como as alergias surgem; ou quando células imunológicas começam a atacar as próprias células do corpo, criando doenças autoimunes (entre uma infinidade estão o lúpus e a artrite reumatoide).

As alergias e as doenças autoimunes têm aumentado bastante nas últimas décadas, sobretudo nos países desenvolvidos, e ninguém sabe o motivo. Isso ocorre porque até a presente data o sistema imunológico sempre foi estudado apenas pelo aspecto físico, sendo mínimo o conhecimento sobre sua inteligência invisível. Isso seria como querer compreender a pesquisa de Einstein por meio da quantidade de giz que ele usava na lousa. É claro que olhamos o que ele escreveu com o giz, mas isso não é possível com o glóbulo branco, cuja inteligência fica oculta. Só é possível observar essa inteligência a partir do que a célula se lembra.

Aprofundando a análise, o mistério da memória do sistema imunológico é igual ao mistério da memória. Ponto-final. No cérebro, a memória se espalha por diferentes regiões, inclusive o hipocampo, uma parte do cérebro que é importante para consolidar a informação (a palavra, em grego, se refere a "cavalo-marinho", cuja forma lembra a do hipocampo). Em uma cirurgia desastrosa na década de 1950, removeram o hipocampo de um homem na esperança de curar seus surtos epilépticos, e houve alguma melhora. Mas ele perdeu toda a memória e se tornou objeto de estudo pelas décadas subsequentes até a sua morte. A ausência total de memória faz todas as experiências serem novas, mas também vazias. Esse homem, por exemplo, não tinha relacionamentos. Seu médico precisava se reapresentar a ele sempre que entrava no consultório, mesmo tendo se ausentado apenas por um minuto.

É útil saber a localização da memória para mapeá-la, mas a estrutura do hipocampo nos diz tanto sobre a memória quanto se soubéssemos onde está nosso *smartphone*, mas não soubéssemos como ele funciona. Já que o lado visível ou físico da memória é pouco compreendido, voltaremos para o lado invisível. O que sabemos sobre a memória? Muito, mas tudo bem subjetivo.

Sabemos que a memória pode ser evocada, mas também apagada.

Sabemos que a memória, quando muito vívida, traz de volta as emoções das circunstâncias originais que geraram aquela lembrança, às vezes com a recordação de uma dor imensa.

Sabemos que algumas lembranças são precisas, outras imperfeitas. A mente até mesmo cria falsas lembranças do passado ou junta eventos distintos.

Esse conhecimento é fruto do simples uso da memória, mas ao contrário da memória de um computador, que guarda mecanicamente os dígitos de 1 e 0, a memória humana tem vida própria. Muitas vezes, somos usados pela memória e não o contrário. Ou seja, a memória nos força a reviver experiências dolorosas que preferiríamos esquecer. Experiências que nos recordam de fracassos e limitações do passado, que mantêm vivas velhas mágoas e ofensas que não conseguimos perdoar. Não temos um método para apagar as lembranças indesejáveis, e essa é uma das razões pelas quais as pessoas entram em estado de negação – um tipo de esquecimento deliberado.

O fato é que quase tudo o que o corpo faz é controlado pela consciência inteligente e vigilante, sempre presente nos bastidores. A ciência fica perplexa com certas coisas que sabemos por experiência própria. A memória é um exemplo gritante disso, assim como a cura. Não existe, porém, nenhum ensinamento da medicina que não seja confrontado pelo mistério. No campo em que atuo, o da endocrinologia, por exemplo, já em 1995 ensinavam que os hormônios eram secretados apenas pelas glândulas endócrinas, como a tireoide, o pâncreas e as glândulas suprarrenais. Depois, descobriram que as células de gordura secretam um hormônio conhecido como leptina, que controla a sensação de saciedade, isto é, de comer o suficiente. Como se isso já não fosse bem surpreendente, descobriram também que os hormônios do sistema endócrino são secretados no corpo inteiro. Os ossos, por exemplo, secretam um hormônio específico, e já se sabe que a pele é uma grande fonte de hormônios variados.

Outro grande choque nessa área foi a descoberta de que cada hormônio tem mais de uma função, e muitas vezes essas funções não têm relação umas com as outras. A testosterona, por exemplo, não é apenas um hormônio do sexo masculino. Existe nas mulheres também, e entre suas funções estão desejo sexual, massa óssea, distribuição de gordura, tônus muscular e força, produção de glóbulos vermelhos. Em suma, os hormônios, como o processo de cura, exigem um conhecimento completo de tudo o que o corpo faz e do que ele necessita.

MEDITAR NÃO É O MESMO QUE PENSAR

Se tivesse que resumir, consciência para mim é tudo e está em todo lugar. No entanto, nossos pensamentos, os exemplos mais óbvios de consciência, nem sempre são conscientes. Não pensamos na existência do sistema imunológico; não nos curamos de um ferimento pensando sobre isso. Tentar compreender a consciência por meio do pensamento, na verdade, é a pior maneira de compreendê-la. Apenas a experiência direta com a consciência leva à compreensão dela. É por isso que a meditação e o pensamento estão longe de ser a mesma coisa.

O pensamento pode ser tão equivocado a ponto de bloquear o reequilíbrio natural da mente. Vou ilustrar isso com um relato pessoal que encontrei no *site* de Joey Lott, um homem sem formação em medicina, mas que descobriu, em anos de tentativa e erro, o que ele denominou de "cura da ansiedade":

> Ao longo de 32 anos de vida, convivi com a ansiedade. Era tão intensa que eu sofria de pânico de dia e de noite... anos a fio. Parecia que uma corrente elétrica atravessava meu corpo, eletrificando meus nervos, me impedindo de ficar à vontade, tranquilo.

Não existe consenso sobre as causas da ansiedade crônica. Qualquer reação natural – medo diante do perigo – se transforma em uma variável sem nenhuma conexão com a ameaça real. No caso de Lott, os sintomas eram bastante complexos e cumulativos.

Eu sofria de transtorno obsessivo-compulsivo (TOC) e anorexia desde os 11 anos. Como me sentia envergonhado, escondia isso e me esquivava. Ficava sem comer e me exercitava demais. Lavava minhas mãos muitas vezes ao dia... Tentava bloquear pensamentos e imagens indesejáveis. Tentava fazer trabalhos sociais, mas sempre voltava correndo para a segurança doméstica. Só que nem minha casa parecia segura. À noite, ficava desperto, apavorado, imaginando mil coisas.

Frustrado, Lott procurou ajuda profissional, além de uma série de medicamentos caseiros, nada de cura.

Fui tão incapaz de fazer as coisas melhorarem (mesmo depois de anos de terapia, meditação, ioga, pensamentos positivos, exercícios respiratórios, oração, milhares de livros de autoajuda, inúmeras oficinas e assim por diante) que acabei perdendo a esperança. Nada poderia me ajudar. Sentia-me acabado.

A cura que ele acabou descobrindo foi uma forma de "não fazer", como dizem os budistas. No entanto, a chave foi a experiência, não a terminologia. Lott percebeu que sua ansiedade tinha raízes no próprio pensamento, no exercício mental permanente de atacar a ansiedade de forma defensiva. A cura, diz ele,

está na contramão da intuição, pois não se trata de se livrar dos sintomas indesejáveis. Não se trata de se livrar da ansiedade. Não se trata de derrotar a ansiedade nem escapar dela.

Trata-se de descobrir o que a ansiedade é e acolhê-la.
O método que Lott tem em mente consiste em parar de vez de combater a ansiedade. A permanência desse combate, juntamente a todas as tentativas de se livrar da ansiedade, são a causa dela. Em vez de se emaranhar nesse tipo de atividade mental, Lott decidiu evitar tudo isso:

Essencialmente, a cura da ansiedade é... o contato direto com a experiência. Não tentar se livrar dela, nem acalmá-la, nem alterá-la, nem consertá-la, nem resolvê-la, nem nada semelhante. Como ter contato direto? Simples. Sem fazer nada.

É fácil as palavras atrapalharem, e mesmo as poucas pessoas que sofrem de ansiedade, seja ela leve, seja ela moderada ou grave, aceitariam não fazer nada. Acho que o caso dele se deveu à capacidade mental de cura e reequilíbrio. Lott encontrou uma forma de permitir que esse processo se desenvolvesse, o que para ele significou confrontar-se diretamente com a própria ansiedade. Outras pessoas considerariam essa forma muito assustadora. Mas, como princípio geral, a cura se dá quando aprendemos a ficar fora de seu caminho. Cutucar um ferimento só vai piorá-lo. Não querer descansar quando temos uma gripe só prolonga os sintomas.

Lott tem o cuidado de dizer a seus leitores que os diferentes métodos que experimentou, tais como conscientização e meditação, podem ajudar no combate à ansiedade. Com o entusiasmo de quem se curou, ele acredita ter encontrado a verdadeira cura. Não é preciso dizer que não existe nenhum protocolo médico para isso. Aliás, como médico, devo deixar claro que não estou endossando essa cura. Lott aprendeu, sozinho e com outras pessoas com quem teve contato, que é possível não "fazer nada", ou seja, simplesmente ter consciência do que está acontecendo. Isso funcionou para ele.

Para reconhecer uma experiência vaga assim, talvez seja necessário um orientador, um *coach*, como Lott admite sem dificuldade. Nossa mente está acostumada a prestar atenção nos pensamentos, e é quase impossível não prestar atenção neles. A ansiedade aumenta se pensamos muito nela. Se desejamos quebrar esse ciclo vicioso, inicialmente é preciso prestar menos atenção nos sintomas, não nos fixando neles. Se nos acostumamos a não ficar obcecados com nenhuma experiência, ainda que seja dolorosa ou perturbadora, com o tempo nossa atenção vai se voltar para a autoconsciência.

Por fim, nossa mente vai voltar a um estado de equilíbrio normal, que é de onde vem a cura.

Aqui, o aprendizado mais importante é saber a diferença entre pensar e meditar. A meditação alinha a mente com o equilíbrio e a cura. A consciência plena consegue realizar seu trabalho sem a interferência da preocupação, da autopiedade, da desesperança e do desamparo. Mesmo quando não nos entregamos aos danos, eles rodeiam qualquer situação crônica. Essa "situação" pode ser médica, mas um relacionamento ruim ou um trabalho entediante também são situações que nos tiram o equilíbrio. Quanto mais tempo persistir nisso, pior.

Lott conseguiu um acesso a uma capacidade oculta em sua própria consciência. A meditação faz isso – não uma meditação parcial que não funciona, mas um processo que acaba fazendo parte da vida cotidiana. A meditação verdadeira é simplesmente um lembrete da mente de seu papel curador. Recordamo-nos de algo fundamental que jamais deve ser esquecido de novo.

MEDITAÇÃO TOTAL
LIÇÃO 6: CONSCIÊNCIA EXPANDIDA

Você pode comprovar a capacidade de cura da mente por meio de um exercício simples de conscientização.

1. Acomode-se em um lugar tranquilo onde possa ficar durante cinco a dez minutos, sem ser perturbado.
2. Feche os olhos e deixe que sua atenção se volte para algum ponto incômodo de seu corpo. Se for o caso de ser algum problema psicológico – uma preocupação, por exemplo, ou qualquer sentimento que esteja incomodando você –, deixe que ele venha à tona.
3. Concentre-se no incômodo físico ou no pensamento doloroso por alguns segundos, depois desvie sua atenção disso e concentre-se no contorno de seu corpo. Sinta o ar a seu redor, a temperatura de sua pele, a sensação que lhe ocorre como um todo.
4. Volte a atenção de novo para seu incômodo ou pensamento doloroso e, mais uma vez, desvie sua atenção, expandindo a consciência para as sensações de todo o corpo. Repita esse exercício várias vezes.
5. Agora, vá um pouco mais longe. Sinta o incômodo físico ou o pensamento doloroso, depois volte sua consciência para o espaço a seu redor. Escute os sons, visualizando sua consciência em expansão como se fosse um balão enchendo o espaço. Repita esse exercício várias vezes.

6. Por fim, amplie sua consciência ainda mais. Sinta seu incômodo ou pensamento doloroso, depois perceba sua consciência se ampliando para além do cômodo, do prédio, dos limites.
7. Fique ainda tranquilamente por mais alguns momentos. Em seguida, abra os olhos.

A maioria das pessoas vai sentir que o incômodo físico ou mental diminui, às vezes, de maneira notável. Dores e angústias extremas e persistentes podem desaparecer. Uma única sessão não vai significar uma cura permanente, claro, mas esse exercício ensina a não prestar atenção.

Qualquer tipo de sofrimento exige atenção. Cabe a você se entregar passivamente ou não. Se assim fizer, agrava o sofrimento – como a língua que não para de tocar um dente dolorido ou uma afta.

Para evitar uma reação automática, você pode conscientemente levar a atenção aonde quer que deseje. É isso que esse exercício ensina. Ele é um exemplo perfeito de como se livrar de uma reação estagnada ao tomar o controle da consciência.

3

DEIXE SEU CORPO ORIENTAR VOCÊ

É preciso esclarecer um equívoco crucial: a ideia de que meditação acontece "em nossa cabeça". Queremos resultados práticos com a meditação, e isso é compreensível. A meditação pode melhorar a vida, ajudando-nos a ser menos ansiosos e mais focados. Ela oferece um meio de aquietar a mente. Hoje em dia, a atenção plena conhecida como consciência é a última moda. Mas a mente não está separada do corpo, que está sempre envolvido nesse processo. Por exemplo, para conseguir se libertar dos efeitos persistentes de lembranças antigas e indesejáveis, o cérebro precisa deixar de resgatá-las.

Todas as sensações que temos vêm do sistema nervoso central, inclusive as sensações associadas ao amor, à paz e até à presença divina. Ainda que sejam extraordinárias como são as vivências espirituais, não deixam de ser reações físicas do sistema nervoso. Considerar a meditação apenas como algo mental é não compreender como a meditação total de fato *funciona*.

A conexão entre a mente e o corpo mescla atividades físicas e mentais. A mente reage ao corpo ao mesmo tempo que o corpo reage à mente. Esse fato, que agora parece óbvio, já foi combatido de forma inflexível. Poucos médicos ocidentais acreditavam na conexão entre mente e corpo quando ela era proposta. Insistiam – e muitos ainda o fazem – que apenas o lado físico era importante. Lembro-me de minha frustração quando os médicos mais velhos de Boston zombavam da noção de que o corpo poderia ser afetado pela meditação. Tive uma vez um encontro com um catedrático da Escola de Medicina de Harvard que desdenhava de tal forma da conexão entre mente e corpo que eu desabafei: "Pelo amor de Deus, como é que você acha que mexe os dedos dos pés?" Ele não me contestou.

Essa rejeição soa muito antiquada, mas ainda persiste a concepção generalizada de que o que consideramos "eu", o indivíduo, é simplesmente criação da atividade cerebral. Esse é um novo foco de conflito. A pessoa comum talvez considere essa controvérsia muito irrelevante em sua vida, mas ela não é. Para além da conexão mente e corpo, questões vitais exigem resposta.

Será que o cérebro cria a mente? Se sim, somos apenas robôs a serviço do cérebro?

A busca por uma consciência mais elevada e expandida é uma fantasia? Se não temos nenhum "eu" além dos esboços de atividade cerebral, não há nenhuma probabilidade de ter um "eu" superior, então por que nos preocuparmos com meditar, rezar ou ser gentis com os semelhantes? Assim só alimentamos uma ilusão.

Mas será que a mente consegue sobrepor-se ao cérebro? A mente acima da matéria é uma questão recebida com ceticismo e até com ridicularização no campo de quem defende "somente cérebro", mesmo havendo abundante evidência científica de que temos mais controle cerebral do que imaginamos. Se acumulamos contas a pagar a ponto de nos preocuparmos com as finanças, a química de nosso cérebro se modifica. A ansiedade emocional provoca essa modificação. Não tem sentido dizer que ficamos preocupados porque o cérebro nos deixou assim – foi a mente que começou o processo ao ver o extrato do cartão de crédito.

Entretanto, muitos estão convencidos de que vivemos apenas em um mundo material. Parece que a posição "apenas cérebro" ganhou adeptos em muitas frentes, inclusive na ciência, na filosofia e na mídia. Poucas pessoas apoiam inteiramente a possibilidade de a consciência ser independente do cérebro, e menos ainda aceitam o que este livro propõe, isto é, que a consciência seja criadora do cérebro. Afinal, como um organismo não físico conseguiria desenvolver neurônios? O mistério é solucionado assim que percebemos que não somos divididos em mente e corpo. Somos uma coisa só: um corpo-mente, que une os dois.

MEDITAÇÃO TOTAL
LIÇÃO 7: CORPO-MENTE

É possível verificar a atividade cerebral em uma ressonância magnética ou em uma tomografia computadorizada, mas não os pensamentos. Obviamente, as duas atividades estão conectadas, mas "conectada" é um termo muito simplista. O cérebro e a mente são indivisíveis. Não se trata de saber qual veio primeiro. O corpo-mente é uma coisa só, e por isso funciona como um, sempre existiu como um.

Se você quer uma prova disso, veja uma demonstração simples de como mente e corpo são inseparáveis:

- Feche os olhos e imagine um lindo limão de cor bem viva com uma faca ao lado.
- Imagine a faca cortando o limão ao meio, veja as gotas de suco de limão no ar. Em algum momento dessa visualização, você vai começar a salivar involuntariamente (enquanto eu escrevia o exercício, eu salivei).

Esse é um exemplo clássico da conexão entre mente e corpo. O que você não pode esquecer é que o

> cérebro não sabe a diferença entre um limão imaginário e um verdadeiro, por isso ativa as glândulas salivares em qualquer situação. No entanto, a mente sabe a diferença, pois você não é seu cérebro.
>
> Você *usa* seu cérebro, e confia no fato de que ele e a mente reagem simultânea e quase instantaneamente um em relação ao outro. Não dá para saber onde começa um e termina o outro.

A CURA DA DESCONEXÃO

Em retrospectiva, é estranho pensar que alguém precisou descobrir essa conexão corpo-mente, pois é impossível ser uma pessoa sem ela. Isso é quase como "descobrir" que as maçãs Fuji são vermelhas e doces. A experiência de um tipo específico de maçã possui essas qualidades. A maçã não seria maçã sem elas.

No entanto, houve uma razão prática para que descobrissem a conexão corpo-mente, e ela teve a ver com um distúrbio conhecido na psicologia como "dissociação". A *dissociação* costuma ser definida como "uma ampla gama de experiências, que vão desde um leve alheamento em relação ao entorno mais próximo até um distanciamento grave das vivências físicas e emocionais".

No extremo do espectro da dissociação, quando a mente e o corpo estão gravemente desconectados, ela é tratada por médicos e terapeutas. A anorexia, por exemplo, envolve uma desconexão desastrosa entre uma obsessão mental relativa à perda de peso e uma evidência física de um corpo definhando que precisa desesperadamente de alimento. Uma jovem chega a olhar para si mesma no espelho e ver uma pessoa imensa de obesa quando, na realidade, ela está pesando 36 quilos e quase morrendo de desnutrição.

A dissociação é também patente quando uma pessoa entra em choque e seu corpo fica entorpecido. Por exemplo, alguém que acabou de sofrer um grave acidente de carro em uma noite gelada de inverno talvez fique tremendo pelo choque, mas não tenha nenhum reconhecimento mental de estar com frio. Vai ser preciso que outra pessoa a aqueça com um cobertor, pois ela não vai conseguir fazer isso por si mesma devido ao choque.

A dissociação é um mistério muito mais profundo do que as implicações médicas. É possível entorpecer a dor se nos alheamos conscientemente, o que é o oposto de entrar em choque. Isso ocorre no estado de distanciamento espiritual. Por que a anorexia e a bulimia são doenças, o choque, um estado de entorpecimento agudo, e o distanciamento, um objetivo espiritual? Precisamos analisar o corpo-mente em profundidade a fim de compreender essas diferenças.

Vamos começar com a extraordinária experiência do escritor e professor sul-africano Michael Brown. Brown foi um jornalista e músico que sofria de uma doença neurológica incomum denominada síndrome de Horton, raramente diagnosticada em pessoas com menos de 50 anos. "Essa doença", escreveu Brown, "começou em 1987, apresentando-se como múltiplas ocorrências diárias de um sofrimento torturante". Diversas inflamações nas artérias cerebrais resultavam em dores denominadas cefaleias em salvas. O caso de Brown era um exemplo extremo e durante dez anos ele não encontrou nenhum alívio. Tentou medicamentos, procurou a medicina dos povos nativos e consultou todos os tipos de curandeiros. Seu calvário desesperador levou um dos maiores neurocirurgiões do país a dizer que Brown era um sério candidato ou ao vício em analgésicos ou ao suicídio.

"Em 1994", escreveu Brown, "depois de anos procurando inúmeras formas de cura que não levavam a nada, fiquei diante da possibilidade de que nada nem ninguém conseguiria aliviar meu sofrimento. Minhas opções nesse momento eram *'pegar ou largar'*".

Foi decisiva a escolha da primeira opção. Brown tentou vários estados mentais autoinduzidos, descobrindo que sua dor diminuía quando conseguia atingir o que ele denominou de "alta frequência energética personalizada". Ou seja, ele construiu uma conexão corpo-mente própria. "Foi o primeiro indício do que eu hoje chamo de consciência do presente."

Em seguida, em 1996, no deserto do Arizona, ele passou por uma reviravolta dramática. Brown participou da tenda do suor, uma cerimônia conduzida por um líder indígena. Nela, há muito calor, suor, cantorias e tambores. O estado de consciência comum fica sob uma pressão extrema por algumas horas. Quando saiu da tenda do suor, arrastando-se de joelhos, Brown sentiu uma súbita transformação interior.

"Ali, no ar frio da noite, tudo ao meu redor e em mim vibrava de vida, como se eu acabasse de nascer... Fiquei ao pé do fogo em um silêncio reverente, noite adentro, sentindo o calor acolhedor do sangue em minhas veias, o ar fresco massageando meus pulmões e o pulsar de meu coração." Para ele, essa foi sua primeira experiência de Presença, ou *existência*. Ele "apareceu" em sua própria vida, e é assim que descreve isso: "Eu me senti fisicamente presente, mentalmente desobstruído, emocionalmente equilibrado e vibracionalmente 'em sintonia'".

Como Brown contou em seu livro, *The Presence Process* [O processo de Presença], essa reviravolta levou-o a ter controle sobre sua doença neurológica, e a experiência no deserto do Arizona enfatizou que "aparecer" em sua própria vida – em outras palavras, tornando-se cada vez mais consciente – exige que o corpo apareça também. O que significa essa misteriosa Presença que Brown encontrou? Sua atitude é quase religiosa em relação a isso, mas acho que a resposta dessa questão é simples: quando estamos presentes, há um encontro com a Presença.

Não é qualquer um que entra em uma tenda do suor, ou que vivencia qualquer outra prática espiritual intensa, e sai dali com essa sensação de estar totalmente presente. Nós entramos e saímos do estado de atenção, e, quando assim fazemos, criamos a imprevisibilidade da Presença. Ou seja, vivemos em um estado de dissociação ou desconexão. Às vezes, é preciso um solavanco forte para explicitar isso. Existe uma cultura, tanto no Oriente quanto no Ocidente, de colocar o corpo sob um estresse imenso, o que pode levar a um súbito estado de consciência plena. Há soldados que vivenciam isso no campo de batalha, quando o medo e a preocupação são transformados em sensações de consciência plena. Essas sensações incluem:

Uma sensação de leveza física ou até de ausência de peso
Sons e cores mais fortes
Forte consciência da respiração e do batimento cardíaco
Uma sensação de energia no corpo
Relaxamento completo
Euforia

O que vemos em soldados, atletas de alta *performance* ou vítimas de trauma é que a atenção pode virar um estado de consciência elevada. Contudo, isso não significa que devemos punir o corpo com estresse, indo à guerra ou procurando condições físicas extremas. As pessoas que costumam conviver com altos níveis de estresse podem até entrar em um estado temporário de consciência alterada, mas é mais provável que estejam se tornando viciadas em adrenalina e não iogues. A consciência elevada não é algo tenso, excitante e depois fisicamente exaustivo – isso é característico de um surto de adrenalina. Ao contrário, os efeitos colaterais de um episódio de consciência maior são relaxamento e felicidade.

Depois de experimentar uma mudança drástica na consciência, Michael Brown tentou controlar seu estado alterado a fim de conseguir repeti-lo quando desejasse. Uma de suas práticas mais importantes no "processo de Presença" – que foi o nome que ele deu ao processo – é uma série extensa de exercícios respiratórios controlados, com etapas bem detalhadas e que exigem muita disciplina. Há séculos os iogues já praticam exercícios respiratórios semelhantes, a minha dúvida é se tal nível de disciplina é viável na vida cotidiana.

Mas Brown também chegou à mesma conclusão que eu venho enfatizando neste livro. A saber, quando a Presença ocorre, ela acontece naturalmente e sem esforço. Não podemos forçá-la. No entanto, podemos preparar seu caminho, que é o que fazemos na meditação total. Acredito ser uma verdade que as experiências elevadas ocorrem em seu próprio tempo. Podemos ir atrás dele, mas é mais provável que ele nos encontre. Não se trata de uma manobra frustrante da Natureza.

A consciência nos conhece melhor do que nós a nós mesmos.

Presença, ou experiência máxima, transforma uma pessoa quando for tempo de transformação. É bom saber que as experiências elevadas, inclusive a euforia e a bem-aventurança, acontecem porque há o tempo certo delas na vida de qualquer um.

Na meditação total, o objetivo é avançar com a agulha pelo espectro, progredindo consistentemente dia a dia. Talvez isso não seja tão espetacular quanto uma explosão repentina de consciência, nem tão empolgante quanto saltar de paraquedas de um avião, mas é algo duradouro, pois o corpo inteiro – corpo, mente, emoções, pensamentos, desejos e relacionamentos – torna-se parte de um desenvolvimento natural. Os estados de desconexão que aceitamos como normais se unem à harmonia do corpo-mente, como era para ser desde sempre.

MEDITAÇÃO PLENA
LIÇÃO 8: SENTINDO SEU CAMINHO

Ao longo da vida, existem dois caminhos básicos: o do pensamento e o do sentimento. O pensamento racional é muito apreciado nesta era de ciência e tecnologia, mas na vida cotidiana o emocional interfere em tudo. As pessoas acham que lidam com a vida racionalmente, mas há sempre uma mistura de razão e emoção. Essa mistura é confusa e precisa ser ordenada, se você quer na vida um caminho consciente, de atenção plena.

Pensar em um caminho na vida é atraente para os racionais, mas eles se iludem. O emocional sempre faz parte dessa experiência, das decisões, das escolhas de vida. A seguir, alguns exemplos disso:

- Pense em uma comida de que você não goste. Visualize-se pondo essa comida na boca. Pode ser *escargot*, ostra crua ou um repolho cozido. Tente sentir o gosto como se apreciasse o sabor. Você não vai conseguir, pois seu paladar está vinculado aos sentimentos em relação a essa comida.
- Coloque-se no lugar de um morador de rua que tem crianças pequenas. Visualize a situação — sem dúvida, você já observou algo semelhante na vida real. Imagine que uma pessoa se aproxime e ofereça mil reais a você. Você agradece muito, mas em seguida ela ri com escárnio e pega o dinheiro de volta. Consegue imaginar essa situação sem nenhuma

emoção? Esse é um exemplo drástico de como tudo o que vemos tem uma interpretação emocional.
- Imagine que está em uma longa caminhada nas montanhas e perde a noção do tempo. Já está escuro, a temperatura está caindo rapidamente e você precisa voltar ao acampamento. Na escuridão, você quase tropeça em algo que vagamente parece não ficar longe do acampamento, porém, como está perdido, talvez esteja bem longe. Não há como voltar atrás. Você conseguiria lidar com uma situação dessas sem ansiedade? Poucas pessoas conseguem isso.

 O propósito dessas observações é mostrar que temos muito mais de *emocional* pela vida do que imaginamos. Acreditamos pensar racionalmente a cada decisão, mas na verdade são os sentimentos que predominam. Os antigos achavam que o coração era o lugar da inteligência, e não estavam enganados. *O sentimento tem uma inteligência própria e profunda.*
 É limitante e também prejudicial não levar esse fato em consideração. Algumas pessoas argumentam que são sensíveis demais, que sempre se orientam pelo coração, por exemplo, e por essa razão se machucam. No entanto, é mais comum o amor fracassar por excesso de razão e por uma atitude de desconfiança e falta de atenção aos sentimentos. Acredito que o coração é tão presente quanto a razão. Por fim, saber como sentir seu próprio caminho pela vida é a melhor esperança de felicidade e êxito. *O sentimento se apresenta no corpo-mente, o que é uma razão prática para unir, e não separar, o corpo e a mente.*

A SABEDORIA DO CORPO

Em muitos aspectos, o corpo, e não a mente, deveria ser o parâmetro do que a meditação pode alcançar. Ao dizer "corpo", não estou me referindo especificamente ao cérebro, embora suas funções se estendam a todas as nossas células, o que significa que tudo o que atribuímos a ele deve estar presente em todos os pontos, e assim é. O sistema imunológico, por exemplo, guarda a memória das doenças que nós e nossos ancestrais já tiveram. Essa memória entra em ação sempre que uma bactéria, um vírus ou fungo invadem a corrente sanguínea. Da mesma forma como reconhecemos se um rosto é familiar ou não, é assim que funciona a célula imunológica. Elas atacam patógenos familiares assim que eles aparecem. Se o invasor assumiu uma nova identidade genética, o que acontece com as mutações dos vírus da gripe (a cadeia de gripes e resfriados do inverno tem sempre uma novidade, inclusive a catastrófica recém-chegada Covid-19), o sistema imunológico logo aprende tudo sobre essa nova identidade e desenvolve novos anticorpos para combatê-la.

Eu resumi em algumas frases *os quatro aspectos da consciência que pertencem não apenas ao cérebro, mas a todas as células: memória, identificação, aprendizado e criatividade.* Se não fôssemos iludidos pela crença de que a meditação "é toda na cabeça", seria óbvio que a consciência é um atributo inerente à vida. Mas essa história tem outro enredo mais profundo. As qualidades da consciência, em si, são bem genéricas. A memória de um glóbulo branco partilha suas lembranças com o coração, o fígado e as células cerebrais. Trata-se de uma característica estável, uma qualidade da consciência. Só que a vida está sempre em movimento e mudando, então a memória deve acompanhar isso e sempre se adaptar aos novos patógenos invasores, ao novo ponto em que uma ferida precisa de cura, à próxima célula rebelde que talvez seja cancerosa, ao novo nome de alguém que tenhamos que registrar e assim por diante. As tarefas da memória são intermináveis, infinitas.

É assim que a totalidade funciona: adaptando-se às infinitas experiências da vida, a consciência deve ser infinita também. Na verdade, a consciência guia, e a função principal de liderança é atribuída ao corpo. Podemos estar em sono profundo ou em coma, e todas as células ainda estarão plenamente conscientes e atentas. Essa atenção tem uma sabedoria própria. Alguns princípios do corpo vêm sendo testados há milhões de anos, desde que o primeiro organismo multicelular surgiu na face da Terra, e esses princípios agora orientam nossa existência como corpo-mente.

SABEDORIA EM AÇÃO

Nosso corpo é pleno de sabedoria e põe em ação os princípios fundamentais da consciência. Temos provas visíveis disso até no nível celular:

As células cooperam umas com as outras em prol de um bem maior.
Órgãos bastante diferentes compreendem e aceitam o funcionamento dos demais.
A cura é uma reação que recorre a toda a comunidade de células.
O conflito foi expulso em prol de uma coexistência pacífica.
Sempre percebem e se adaptam ao mundo externo.
As novas experiências são atendidas com reações criativas.

O fato de esses princípios serem empregados automaticamente não significa que não se apresentem para nós. Percebemos nosso caminho pela vida, na verdade, quando o corpo nos envia mensagens sobre como está sentindo nosso comportamento – mensagens não verbais enviadas na forma de química. Essas mensagens podem ser divididas, mais ou menos, em duas categorias: avisos de problema e sinais de bem-estar.

AVISOS DE PROBLEMA: dor, desconforto físico, tensão muscular, dor de cabeça, dor lombar, enrijecimento, enjoo, insônia, letargia, cansaço.

Embora os pacientes consultem os médicos por considerar esses avisos relacionados a essas questões, é importante atentar para eles como comunicações a serem acatadas. Por exemplo, todo aviso tem implicações psicológicas. O enjoo talvez seja resultado de uma alimentação ruim, mas também pode significar nervosismo, podendo passar de leves incômodos no estômago a um estágio paralisante de medo. A letargia e o cansaço são sinais de estresse. O estresse pode ser físico, como o de um esforço braçal pesado, ou mental, como o da pressão dos prazos no trabalho. Fazer a leitura do que o corpo está tentando nos dizer nos permite enxergar o caminho da cura mais cedo.

SINAIS DE BEM-ESTAR: leveza, energia, flexibilidade corporal, bom tônus muscular, sono profundo, boa digestão, ausência de gripes e resfriados, brilho nos olhos, dinamismo.

Esses sinais são o oposto dos avisos de problema. Em uma sociedade consumista, são vendidos produtos que supostamente oferecem mais energia e vitalidade, mas, na realidade, o bem-estar é nosso estado normal de descanso. Os sinais que recebemos são semelhantes ao som de um carro bem calibrado, porém essa analogia deixa de fora a natureza viva do ser. Há também o componente psicológico. O bem-estar propicia uma sensação de otimismo, contentamento, segurança, estabilidade e disponibilidade para novas experiências.

Quando percebemos como a sabedoria corporal é completa, fica difícil não nos envergonharmos de nossos insucessos, tanto pessoais quanto sociais. A coexistência pacífica, que é apenas uma parte ínfima da sabedoria de nosso corpo, só foi alcançada aos trancos e barrancos ao longo da história da humanidade. Infelizmente, na vida social, a compreensão mútua que os diferentes órgãos do corpo têm é prejudicada por preconceitos, suspeições e ódio.

O que deu errado? Se o corpo-mente é um todo indivisível, e se o corpo é tão sábio, por que muitos de nós sofremos de insônia, ansiedade, problemas digestivos e distúrbios relacionados ao estresse? Deve haver algo desconectado em algum ponto, e o estresse costuma ser a principal causa. Em 2019, uma pesquisa em psicologia realizada em Yale revelou que o estresse entre os estudantes tinha dobrado nesta última década. Ao procurar a causa desse aumento dramático, podemos apontar a falta de tempo mental livre de distrações.

Ainda que não resulte em estresse completo, ficar sempre verificando textos e mensagens no *smartphone* deixa o corpo-mente em alerta constante, o que não é diferente de estar sempre em estado de perigo iminente, no que diz respeito ao nosso sistema nervoso involuntário.

Os estudantes ficam diante de problemas sérios, como a sobrecarga da dívida estudantil. Essa dívida se junta à pressão para tirar boas notas, arrumar um emprego de meio período e ao mesmo tempo conseguir uma posição financeiramente estável o mais rápido possível. Esse estresse macro, como foi designado pelo dr. Rangan Chatterjee, um médico especializado em estresse, não é tão relevante no quadro geral quanto o estresse micro.

A dívida com a faculdade e a pressão para ter um bom desempenho não dobraram na última década. Mas a distração permanente, por meio de *videogames*, textos e mensagens, tornou-se um modo de vida. O estado natural do corpo-mente é lidar com o estresse e depois voltar ao equilíbrio o mais rápido possível. Mantendo um fluxo constante desses microestresses, que até passam despercebidos pelos viciados em *smartphone*, em pouco tempo a pessoa vai chegar a seu próprio limite de estresse, de acordo com o dr. Chatterjee.

Para isso, basta nos levantarmos e imediatamente consultarmos as mensagens – que talvez tragam três questões relacionadas ao trabalho – antes mesmo de tomarmos café. O corpo-mente entra em alerta. E se, ainda no café da manhã, já nos depararmos com outros microestresses, tais como ter nos esquecido da promessa de levar a filha à aula de música, e outros microestresses no trajeto para o trabalho, chegaremos ao local já atingindo nosso limite máximo de estresse. O resultado é impaciência, irritabilidade, distração e a probabilidade de alguma explosão diante de algo absolutamente banal.

É essa desconexão que acabei de descrever que a meditação pretende consertar. Não há mistério na orientação desse conserto – o corpo naturalmente nos guia ao antecipar os avisos de problema, de um lado; e sinais de bem-estar, de outro. Acatar esses sinais é fundamental para levar uma vida consciente. Quando entramos no modo meditação, a mente começa a voltar a um estado de equilíbrio que espelha o estado de equilíbrio corporal.

No entanto, a meditação em si não é suficiente para consertar o estado de desconexão devido ao eu dividido. A existência de maus hábitos, antigos condicionamentos, emoções negativas, crenças arraigadas e tudo o mais que carregamos em nosso psiquismo aponta para um alheamento muito profundo. Nós brigamos com nós mesmos e uns com os outros. Não sabemos o que nos faz bem, e, quando sabemos, ninguém garante que vamos agir direito. O estado de negação talvez seja eficiente em alguns casos, mas em algum momento aparecem o cansaço, a frustração, a depressão, a ansiedade, o boicote, a crítica.

Precisamos perceber que apenas a conscientização consegue consertar a desconexão por completo, e deve ser uma consciência plena, pois mente e corpo sofrem juntos e precisam se curar juntos. O bem-estar é um estado de totalidade, e a vida não consegue ser uma unidade a menos que o corpo-mente seja assim. A esta altura do campeonato, alcançar a consciência plena talvez pareça algo impossível, mas continue me acompanhando, pois ela não é apenas possível, é um estado natural.

Se nosso corpo acompanha a mente na meditação, isso é uma boa definição de totalidade. Uma das primeiras descobertas sobre a meditação, ainda na década de 1970, apontava que a atividade cerebral da onda alfa aumenta durante a meditação. As ondas alfa são uma faixa de frequência da atividade cerebral que se organizam em sincronia. Podem ser detectadas quando um indivíduo faz um eletroencefalograma. Na verdade, foram descobertas pelo inventor do eletroencefalograma, o neurologista alemão Hans Berger.

As ondas do oceano são desorganizadas, subindo e quebrando aleatoriamente, mas a atividade elétrica cerebral não se embaralha em caos barulhento ou estático. Quando a atividade das ondas cerebrais foi descoberta – outros registros de eletroencefalograma revelaram ondas beta, gama, teta e delta, cada uma com uma frequência própria, como se fossem estações de rádio distintas –, obtivemos uma base de dados. Para quem pesquisa o cérebro, as ondas alfa são "oscilações neurológicas em uma faixa de frequência de 8-12 Hz, resultante da atividade elétrica sincronizada e consistente das células do marcapasso talâmico do ser humano".

No entanto, essa informação não diz nada sobre o mistério das ondas alfa. Como nosso cérebro evoluiu até produzi-las? Elas devem ter uma função, caso contrário, fariam parte da categoria de alterações evolutivas que desapareceram na Pré-História por serem inúteis, de acordo com o ponto de vista darwiniano. As ondas alfa são fisicamente úteis, pois indicam o que o corpo-mente está fazendo: relaxando.

As ondas alfa aparecem quando fechamos os olhos e descansamos, mas não estamos cansados nem dormindo (um segundo tipo de onda alfa ocorre durante o sono REM – quando ocorrem os sonhos). Esse fenômeno em si não tem nada de especial; todos os seres precisam de descanso e de sono. Na verdade, além do relaxamento, existem estados de consciência humana que apenas nós temos (até onde sabemos) e nos quais há o predomínio das ondas alfa. Esses estados incluem:

> *Pensamentos que fluem suavemente*
> *Estar alerta e no presente*
> *Meditação*
> *Atividade criativa*
> *Humor estável, depressão reduzida*

Por que as ondas alfa aumentam especificamente durante essas atividades humanas? Não se sabe. O córtex visual descansa quando fechamos os olhos. Será o prelúdio de uma atividade criativa? É um palpite, já que algumas linhas tortuosas no eletroencefalograma são simples demais para que possam indicar minimamente o que a pessoa vai fazer. Mas qualquer um que tenha tido a pintura como um passatempo sabe como ela é relaxante.

Ao contrário da sonolência, o estado de relaxamento indicado pelas ondas alfa é um estado bastante alerta. Alguns pesquisadores consideram as ondas alfa "o motor que conduz o poder do agora". Não é contraditório estar relaxado e alerta ao mesmo tempo – a meditação propicia esse estado, na verdade. Apenas os seres humanos têm consciência de que esse poder do agora existe, e nós passamos séculos avaliando como fazer uso dele.

A tentativa de responsabilizar o cérebro pela infinita variedade das atividades humanas sempre será frustrante. Quando fazemos algo novo e criativo, todo o corpo-mente acata nossa intenção. A criatividade, como fenômeno cerebral, seria como um rádio fazendo uma nova sinfonia de Beethoven. Os neurônios não podem ser criadores: a criatividade demanda uma mente que entre em um estado fisicamente especial, apresentado pelo aumento de ondas alfa. Digamos que um dia Leonardo da Vinci tenha decidido pintar um retrato de uma jovem misteriosa e muito bonita que ficou conhecida como Mona Lisa. Assim que pega sua paleta, ele pensa em cores, composição, formas e técnicas artísticas.

Se Leonardo fosse vivo, poderíamos usar um eletroencefalograma para investigar as ondas alfa de seu estado criativo, e, se a neurociência um dia vier a fazer um mapa completo de todo o circuito cerebral, possivelmente poderemos saber o que estava acontecendo quando *Mona Lisa* foi criada, célula a célula. No entanto, as pessoas têm dificuldade de entender que um mapa desse tipo não nos diria nada sobre a *Mona Lisa* como trabalho artístico, pois uma pintura qualquer feita por uma pessoa leiga também sai da mesma atividade cerebral. A arte não acontece na onda alfa. Ela acontece na consciência, que acaba produzindo ondas alfa. Essa mesma organização ocorre em inúmeras outras atividades, que podem ser criativas ou apenas relaxantes.

MEDITAÇÃO TOTAL
LIÇÃO 9: "EU SOU"

O corpo-mente é um conceito sofisticado que permanece sendo conceito até que você o traduza em sua própria experiência. É complicado. Estamos acostumados a enxergar caminhos diferentes em relação a experiências mentais e físicas. Se a palma da mão está fria e suada, esse estado é diferente de "vou ter meu primeiro encontro amoroso". Mas obviamente as duas situações estão juntas se você ficar muito nervoso com o primeiro encontro, ou qualquer outra situação.

Como podemos juntar esses dois caminhos em um só? Vejamos um método que conecta corpo e mente com uma manobra simples, que não precisa de nenhum caminho, nem mental nem físico. Você sempre vivencia o corpo-mente sem que as palavras *corpo* e *mente* estejam em jogo. No lugar delas, basta "eu sou": a experiência de seu sentido do eu. Você não precisa se beliscar para saber se está acordado. Tampouco precisa recordar a si mesmo de que seu sentido de eu está sempre presente.

Vejamos como isso funciona na prática.

- Olhe a sua volta e através da janela para ver o que atrai sua atenção. Escute os sons a seu redor. Com a língua, toque o céu da boca, sentindo sua textura e sabor. Sinta os cheiros que puder.
- Agora, feche os olhos e repita a mesma sequência, imaginando a vista, os sons, as texturas, os sabores e os cheiros.

A qualquer momento, você vai se ver envolvido por essas sensações, sem separá-las. Elas vão ser apenas uma sensação, a experiência completa de estar aqui e agora. "Eu sou" é qualquer sensação com a qual você se identifique no momento. Pode ser uma visão ou um pensamento específico. Ou, quem sabe, uma mistura de todas as sensações (um bom exemplo seria deixar-se envolver por inteiro em uma experiência de estar na praia, sob o sol, com a brisa e o som das ondas).

À medida que o sensório vai para um lado ou outro, "eu sou" presta atenção. Você está pronto para a próxima sensação ou pensamento. Se analisar atentamente, porém, vai reconhecer que "eu sou" não é um camaleão. Ele mimetiza a cor da folha, o perfume da rosa, a textura da lixa, e assim por diante, mas tudo isso acontece em um espaço aberto, no espaço da consciência.

A consciência é o espaço em que tudo acontece. Visões, sons, texturas, sabores e cheiros atravessam esse espaço, mas o espaço em si permanece intocado, assim como um aeroporto não se modifica quando milhares de pessoas passam por ele todos os dias.

Quando você compreende que "eu sou" é uno e se liberta de pensar "eu sou meu corpo" ou "eu sou minha mente", ocorre uma grande transformação. Você então percebe que consegue viver com facilidade em um espaço de "eu sou" ilimitado. Na verdade, é natural estar nesse lugar. Um bom exemplo disso é a imagem corporal. Se você pensa "eu sou meu corpo", a imagem que você vê no espelho provavelmente não vai ser a ideal. Você vai julgar essa imagem, e a partir daí talvez

> prometa que vai à academia, comer menos, procurar por produtos antienvelhecimento e assim por diante.
>
> Mas, se você não atenta para a imagem no espelho – que sua mente confronta com imagens de como você deveria estar, do que é perfeição e como você está longe dela –, a realidade então não vai ter nada a ver com nenhuma imagem. Feche os olhos e sinta os avisos de problema ou os sinais de bem-estar. Nada mais importa. As imagens vêm e vão, assim como todas as sensações passageiras. Mas, no espaço aberto do "eu sou", essas experiências transitórias são apenas cenário. Seu verdadeiro eu é um passageiro que vê o cenário passar. Sua atenção vagueia pelo cenário sem que sua consciência vagueie. Sua consciência permanece onde sempre esteve, no "eu sou", sem julgamento. Essa ausência de julgamento é muito libertadora, e é por isso que é o principal objetivo da meditação total.

QUEM ESTÁ NO CONTROLE?

O cérebro não tem preconceito algum com nenhum estado mental. Obedientemente, ele se transforma de acordo com a necessidade. A desconexão entre mente e corpo, no entanto, tem um grande e duradouro efeito no cérebro. Uma preocupação com dinheiro talvez nos dê um aperto no peito e nos deixe sem apetite. Quando a preocupação passa, essas partes do corpo-mente voltam ao estado normal. Se é costume nos preocuparmos muito, porém, as vias cerebrais vão sendo alteradas. A menos que essas vias que se originam nos hábitos sejam alteradas, o cérebro se torna um coconspirador em nossas preocupações – e isso também é válido para qualquer estado mental que dure tempo suficiente para ter um efeito significativo no funcionamento cerebral, por exemplo, a depressão.

Felizmente, o cérebro se autotransforma. A tristeza normalmente se dissipa sozinha sem que façamos nada para melhorar o humor. O cérebro é literalmente transformado quando o humor passa de pesado para leve (ou vice-versa). Como ele faz isso? Há mistérios que só a consciência consegue desvendar.

O cérebro não é um carro, que só funciona se ligamos a ignição. Ele funciona na base do controle dual, ou seja, obedece tanto aos estímulos conscientes quanto aos inconscientes. Não existem ainda explicações confiáveis sobre isso. Os processos inconscientes continuam acontecendo mesmo sem nossas instruções. Não temos consciência da pressão sanguínea, do ritmo cardíaco, da digestão, da atividade do sistema imunológico, do equilíbrio dos hormônios endocrinológicos e assim por diante. Durante o sono, perdemos a consciência até de que temos um corpo. Quando despertos, temos pensamentos sem saber que há neurônios em funcionamento. Na verdade, se deixarmos de lado o conhecimento médico, ficamos sem a prova de que temos um cérebro.

É normal que o cérebro funcione seja sob suas orientações, seja por conta própria. O mistério por trás desse controle dual se aprofunda quando nos perguntamos como o sistema nervoso consegue apontar a diferença entre atividade consciente e inconsciente. Os nervos associados à respiração, por exemplo, trabalham automaticamente, percebendo em que situação nos encontramos. A respiração é como um barômetro que indica o esforço, o estresse, a tensão, o desejo sexual e o cansaço, bem como os fatores externos, como altitude, volume de oxigênio, poluentes e alérgenos no ar etc. Ao mesmo tempo, podemos intervir pessoalmente com um objetivo, por exemplo, fazer uma respiração profunda. Podemos suspirar ou bocejar, que são em geral gestos involuntários. Se estivermos prestes a espirrar e interrompemos esse ímpeto, as duas metades do mecanismo cerebral – a voluntária e a involuntária – entram em conflito e, muitas vezes, o espirro acontece, ainda que façamos força contrária a ele.

Não acho confiável dizer que o cérebro é quem decide se funciona ou não automaticamente. Se assim fosse, ele seria mais consciente do que nós. Seria como se um carro inteligente não só obedecesse a seu *software*, mas também controlasse o motorista – dar ao carro o controle total evita que o motorista tome decisões. Ou, imaginemos, alguém quer dar adeus a um amigo na plataforma do trem, mas o cérebro decide sozinho: "Não, não quero saber de despedidas", e não deixa que a pessoa acene. Isso não acontece.

A razão pela qual essa questão não é óbvia é que o corpo-mente é tão integrado que não conseguimos dizer quem está no controle. Todas as situações – raiva súbita, inquietação, desejo sexual, ataques de pânico, fobias, maus hábitos, vícios, comportamentos compulsivos, pensamentos obsessivos, depressão, ansiedade – passam por cima das pessoas como se tivessem uma mente própria. Se analisarmos um dos sonetos mais psicológicos de Shakespeare, vamos ver o tema sobre ter controle como papel central.

O Soneto 129 trata do desejo sexual, que primeiro assume o controle e o solta depois que o orgasmo é atingido. Ele começa assim:

> *Gasto do espírito, em perda e vergonha,*
> *A lascívia em ação; e até à ação*
> *Ela é falsa, é culpada e a medonha*
> *Selvagem assassina é traição;*
> *Lenta em fruir-se, mas logo esquecida,*
> *É caça além do siso, relutante,*
> *Mas cansa além do siso, isca engolida*
> *Que ao que fisgou enlouquecera antes.*[*]

---

[*] Tradução de Jorge Wanderley. Em: William Shakespeare. *Sonetos*. Rio de Janeiro: Civilização Brasileira, 1991. (N. T.)

Em oito intensos versos de poesia, compreendemos o grau extremo do controle dual do cérebro. O impulso carnal "além do siso" toma o controle. A lascívia é tão poderosa que Shakespeare a descreve como um tirano selvagem de um estado totalitário (falso, assassino, medonho etc.). Depois que a luxúria cumpriu seu caminho irracional, há as consequências. A racionalidade retorna, há sentimentos de vergonha e remorso, e então a luxúria aparece como a isca em uma armadilha que ludibria a pessoa.

Por que Shakespeare quis tanto relacionar o desejo sexual com a vergonha? Talvez tenha sido a confissão pessoal de um homem casado cuja esposa ficava sozinha em Stratford enquanto ele passava meses a fio em Londres. Seria um adúltero confessando publicamente seus casos amorosos em um poema ou apenas falando da tentação? A vergonha talvez também espelhe as convicções religiosas que têm o sexo como pecado, embora os elisabetanos fossem um bando bem bagunceiro e livre, sobretudo nos círculos teatrais. Os pregadores puritanos mais radicais costumavam comparar os atores a baderneiros e prostitutas. Analisando o Soneto 129 à luz das ações voluntárias e involuntárias, ele trata da condição humana e não apenas do sexo como algo com vontade própria.

O mistério sobre o que está no controle é sublinhado por uma intrigante e surpreendente experiência – com momentos de descoberta criativa, quando ocorre um lampejo súbito, repentino e em geral inesperado. O professor Joydeep Bhattacharya e seus colegas da Universidade de Londres solicitaram que um grupo de voluntários resolvesse um enigma verbal em sessenta a noventa segundos. Se o grupo não conseguisse uma solução em noventa segundos, recebia uma dica. Apenas alguns indivíduos resolveram o enigma, e as ondas cerebrais, analisadas por um eletroencefalograma, previram quem de cada grupo não resolveria a questão.

Aqueles que tinham um lampejo súbito sobre a solução do enigma apresentavam um pico de ondas gama de alta frequência. A região cerebral desses picos era o lóbulo direito temporal, que é responsável, entre outras coisas, pela mudança das engrenagens mentais. O pico nas ondas gama ocorreu oito segundos antes de o voluntário encontrar a resposta. Os pesquisadores comentaram que o pico das ondas gama é a mesma atividade que acontece nos pensamentos transformadores – a passagem de um pensamento rotineiro para algo surpreendente, do tipo "Eureca!".

Ao especular sobre a origem das boas ideias, um dos analistas desse experimento foi ousado ao dizer que a origem estaria em uma "rede de células que exploram as possíveis conexões adjacentes que podem ser feitas em nossa mente". Essa conclusão só é razoável se acreditarmos que as células cerebrais são capazes de olhar em volta, procurar as conexões corretas e dizer "Eureca!" antes de ela acontecer em nossa mente.

Um engenheiro cibernético explicaria assim o circuito dos computadores: há um intervalo entre as funções internas da máquina e o que vemos no monitor, onde a tela mostra palavras, fotos, vídeos etc. Quando assistimos a um paraquedista no YouTube, o vídeo acontece nos circuitos do computador ou do *smartphone*? Claro que não. Apenas o processo digital está acontecendo nos circuitos do computador. O vídeo está acontecendo em nossa consciência.

Do mesmo modo, o paraquedista do vídeo não está vivenciando a euforia da queda livre em seu cérebro. O cérebro é um circuito orgânico processando uma variedade de íons químicos e sinais elétricos. O paraquedismo ocorre na consciência. Os circuitos cerebrais conseguem ter tal experiência tanto quanto um computador teria se se jogasse de paraquedas de um avião. Sem um "eu" não há nenhum experimentador. Não estou menosprezando a neurociência – ainda mais porque é necessária a compreensão da atividade cerebral para ajudar a encontrar a cura de doenças relacionadas ao cérebro, como epilepsia, mal de Parkinson e Alzheimer.

Quero apenas salientar que o ser humano nunca foi prisioneiro de circuitos. Em algum lugar de nosso passado, houve um salto evolutivo quando o *Homo sapiens* cruzou o intervalo entre circuito e consciência. Nem o mais sofisticado e rápido dos computadores consegue dar esse salto pela simples razão de que, como o cérebro, um computador não tem experiências.

Portanto, quem está no controle? A única resposta possível é que ninguém está no controle. O corpo-mente simplesmente funciona em um modo ou outro, às vezes voluntária, às vezes involuntariamente. Não é necessário haver ninguém no controle, nem você. Você também faz parte do todo. Se for preciso uma resposta, podemos dizer que a consciência está no controle dela mesma. Não há nada além da consciência que possa estar no controle. (Estou resvalando em questões religiosas, sei disso, mas colocar Deus no controle é simplesmente acrescentar um outro nível de consciência. Não significa ir além da consciência, pois isso não é possível.)

Talvez uma visualização ajude. Pensemos no oceano: ele pode ser tempestuoso ou calmo, correntes quentes e frias passam por ele. Abaixo da superfície, há uma multiplicidade incalculável de vidas marinhas, cada uma com um ciclo de vida próprio. Algumas são predadores, outras, presas. Quem está no controle do oceano? Só pode ser o próprio oceano. Ele é um ecossistema autossustentável. Da mesma forma, a consciência é um ecossistema responsável por tudo o que ocorre no corpo-mente.

MEDITAÇÃO TOTAL
LIÇÃO 10: ILIMITADO

Não há fronteiras no oceano para o peixinho que nada nos corais. O ecossistema do oceano criou e sustenta todas as suas formas de vida. A consciência é o ecossistema supremo. Ela realmente não tem fronteiras, pois, ao contrário do peixinho, que poderia pular do oceano a fim de perceber (se tivesse um cérebro humano) que existe um ecossistema não aquático, ninguém pode pular fora da consciência. Esse movimento é inconcebível.

Estamos conectados a essa falta de limites. Tudo o que diz respeito à consciência em sua totalidade é válido para nós também. A meditação nos aproxima cada vez mais da mente ilimitada, que é a mente plena. E, quando a vivenciamos, as limitações acabam. Percebemos quão desnecessário é para a mente impor tantas barreiras a si mesma. O despertar nos mostra como as barreiras não têm sentido, sobretudo se considerarmos que elas *devem* existir.

No caminho até a mente ilimitada, não atingimos o objetivo de uma vez – trata-se de um processo. Mas ajuda se tivermos uma visão desse objetivo. Vejamos aqui algumas formas simples de nos conectarmos com o ilimitado por alguns instantes.

- Em um dia de sol, sem nuvens, deite-se de costas de modo a ter uma visão nítida apenas do azul do céu. Relaxe, mergulhando na sensação desse azul.

> Agora, olhe além do azul. Não há como explicar isso, mas tente. Por um instante, você vai ver que o céu é a fronteira, digamos assim, do infinito.
> - Feche os olhos e imagine que você é uma sonda da Nasa viajando pelo espaço a uma velocidade extrema, a centenas de quilômetros por segundo. Veja as estrelas passando, e as galáxias distantes se aproximando. Acelere cada vez mais. Em seguida, faça as estrelas e galáxias desaparecerem. Agora, fica apenas o vazio negro, e nenhuma sensação de velocidade. Você está suspenso em um espaço ilimitado sem nenhuma experiência a não ser essa falta de limites.
> - Ouça uma peça musical de que você goste muito e sinta a delicada sensação de sua beleza. Agora, pare a música e fique com a delicadeza. A causa desapareceu, mas a delicadeza permanece. Essa é a sensação de felicidade e bem-aventurança sem limite – não precisa de causa, ela existe por si mesma.

Se a consciência for responsável por si mesma, ela pode fazer qualquer coisa, mas nossa experiência pessoal é bastante diferente. Não podemos fazer qualquer coisa. Muitas vezes, consideramos o que fazemos tão frágil que nem é importante. Isso tem que mudar. Do contrário, ficamos apenas com fantasias de poder e possibilidade que não se concretizam. Onde fica o poder da consciência que realmente importa, aqui e agora? É essa a pergunta que vamos analisar em seguida.

4

A SÍNDROME DA IMOBILIDADE

A meditação total estabelece uma confiança na consciência que é necessária para que cuidemos da vida, mas, se a confiança é o objetivo, o que fazer com a existência do mal? Há séculos, a humanidade retrata o drama do bem *versus* o mal, prejudicando assim qualquer teoria que tenha o ser humano como bom por natureza. Ao mesmo tempo, a existência do mal prejudicou a noção de que Deus ou os deuses sejam completamente benignos. Nenhum deus cuja adoração valha a pena, argumentaria um ateu, permitiria o horror das guerras e os genocídios que geraram feridas profundas em nossa história coletiva, mágoas que persistem ainda hoje.

Ficar paralisado com os piores aspectos do comportamento humano nos desconcerta. Em todos os níveis de nossa existência – de uma violência doméstica à guerra civil, de crimes pequenos a genocídios –, são amplas as evidências de que nada de bom vem do mal. Então, por que não desistimos, para nosso próprio bem? Essa pergunta descortina o problema da imobilização – em outras palavras, a persistência da negatividade, que continua a fluir apesar de nossos melhores esforços e ideais mais elevados. As raízes do mau comportamento estão em todos nós. Somos a própria fonte de guerras, crimes e violência. Mesmo não agindo com o lado sombrio da natureza humana, se nos virmos em uma situação bastante explosiva, todos temos um ponto de ruptura, além do qual a razão e a bondade dão lugar a um comportamento irracional cheio de raiva, ressentimento, inveja, vingança, intolerância, medo e até a emoção da violência.

Se for verdade que somos a própria fonte de maldade, uma solução prática para o mal se apresenta: sair da imobilidade. As vivências vêm e vão; os pensamentos surgem e logo desaparecem; as emoções duram um pouco mais, mas também se dissipam. A raiva e o medo, as duas emoções negativas mais poderosas, não vão alimentar o comportamento ruim se surgirem e desaparecerem no mesmo ritmo das demais vivências. O fluxo da consciência toma conta disso até interferirmos. Somos a causa e ao mesmo tempo a vítima do que estou denominando "síndrome da imobilidade". Essa síndrome sempre foi a armadilha do mal – no sentido de que a mente se habitua com aquilo que mais a fere.

Se o objetivo é sair da imobilidade, podemos deixar de lado quase tudo sobre o mal em termos teóricos. Não passa de teoria que Deus e o Diabo vivem em guerra entre si ou que um arquétipo invisível de guerra nos influencia. São também teóricas todas as explicações psicológicas sobre a mente inconsciente, onde, supostamente, nossos piores impulsos se escondem ou onde a "sombra" governa como um ditador perverso. Inúmeras pessoas acreditam em um ou mais desses conceitos, mas nenhuma teoria apresentou a solução. Vamos deixar de lado todas as explicações para o mal, e vamos focar em sair da imobilidade. O melhor que podemos fazer é nos livrar do comportamento ruim. Quando a raiva e o medo forem nuvens passageiras que dispersam assim que aparecem, então teremos conquistado algo significativo. Teremos nos livrado de nossa cota de mal do mundo.

O HÁBITO DO MAL

O aspecto mais básico em relação ao mal é que ele se tornou um hábito, algo que vai sendo repetido sem parar até se tornar uma reação automática. Nesse sentido, o mal é bastante comum. Não tem nenhum poder especial para nos ludibriar, ao contrário, faz parte do chato reino de outros costumes ruins. Quase todos nós apresentamos diariamente comportamentos defensivos e irracionais a ponto de eles se tornarem rotineiros e habituais. Em vez de fazer o possível para melhorá-los, nós nos agarramos inconscientemente a esses mesmos comportamentos que nos bloqueiam a todo momento. Sigmund Freud, o pai da psicanálise, investigou esse tipo de comportamento defensivo "patológico", em 1901, no livro *Sobre a psicopatologia da vida cotidiana*, um título relevante para nosso olhar sobre o mal em relação à imobilidade.

A psicopatologia da vida cotidiana tem muitas formas. Sem considerar as categorias que criamos, crueldade, sofrimento e mágoas se sobrepõem. Entretanto, existem tipos diferentes de experiência que pertencem à psicopatologia cotidiana, tais como:

Ansiedade e depressão
Comportamento compulsivo, pensamentos obsessivos
Autojulgamento
Culpa
Vergonha
Autoestima prejudicada
Falta de controle dos impulsos
Negar ou evitar o que está errado
Reprimir ou tirar da vista os impulsos indesejados

Ninguém que seja sensato vai acreditar que essas vivências são psicologicamente saudáveis. Elas geram um estresse imenso e podem ser bastante incapacitantes. Ao mesmo tempo, nenhum desses problemas vai melhorar apenas se não gostarmos deles, se nos culparmos, culparmos outras pessoas ou desistirmos de lidar com eles. Eles tendem a piorar se nos chatearmos conosco, e bons conselhos tampouco melhoram a situação.

O que chamamos de mal não é um simples impulso nem comportamento. É uma combinação de ingredientes sombrios, nenhum deles universalmente mal nem naturalmente mal. Os monstruosos genocidas da história elevam os impulsos cotidianos a níveis desastrosos. Tais impulsos "sombrios" cotidianos incluem:

Atacar outras pessoas
Culpar os outros
Querer dar o troco a quem nos magoou
Atacar primeiro, como forma de autodefesa
Sentir-se impotente, o que leva a fantasias de vingança
Sentir-se desesperado, o que gera imprudência

Vamos pensar em uma situação cotidiana, como ser alvo de troça, de *bullying* na escola. Não existe agressor sem vítima. Ninguém se voluntaria a ser vítima, mas as crianças e os adolescentes não conhecem muitas formas de lidar com a situação. Pouco importa que papel desempenham – os agressores e suas vítimas agem ambos de acordo com o mesmo impulso. Se verificarmos a lista acima, vemos que ambos estão culpando os outros, usando ataque e defesa como única opção, sentindo-se indefesos ou fazendo alguém se sentir indefeso e assim por diante. Os monstros da história da humanidade não são diferentes: simplesmente põem em prática sua psicopatologia ("distúrbio mental") em grande escala, ao contrário de milhões de pessoas que oprimem essa psicopatologia, mas que fariam o mesmo em seu lugar.

Não quero com isso dizer que somos assassinos em potencial, mas que ficamos presos aos mesmos padrões de ataque e defesa, magoando e sendo magoados, querendo vingança e fantasiando sobre isso, e assim por diante. Se uma situação nos leva a extremos de raiva, ressentimento, impotência e desamparo, ficamos prontos para agir de acordo com o que denominamos mal ou como vítima dele. Ambos os papéis são formas de imobilidade.

Para escapar disso, devemos ter mais opções de comportamento, o que acontece se formos mais conscientes. A maior parte das pessoas consegue lidar com situações difíceis por meio de quatro comportamentos básicos:

Defendendo-se
Atacando
Enfrentando a situação
Ficando em estado de negação

Se ficarmos presos a esse leque limitado de comportamentos, vivenciaremos muitas situações, particularmente nos relacionamentos pessoais e no trabalho, que não vão levar a resultados produtivos. Na meditação total, o resultado desejável pode ficar a cargo da consciência. Essa não é uma estratégia que muita gente usa, embora seja semelhante a deixar a cargo de Deus, em épocas de muita fé. O problema é que Deus era tratado como uma entidade superpoderosa que vivia no Paraíso. A separação entre humano e divino amarrou o devoto a uma passividade desamparada, sempre à espera da decisão divina. Como essa posição não é viável, a natureza humana predomina. Os períodos de predomínio da fé não foram imunes a violências e guerras, além de os sete pecados capitais serem abundantes.

A consciência plena não é algo separado de nós. É nossa fonte e nosso eu verdadeiro. À medida que a consciência se expande, descobrimos novos recursos, que abrem um leque mais amplo de comportamentos para as situações difíceis. Há momentos em que é difícil evitar o confronto, mas transformar isso em um jogo de soma zero, no qual alguém deve perder para que outro vença, raramente é o melhor resultado. As sementes da hostilidade estão lançadas, e o ressentimento virulento leva à síndrome da imobilidade, que fomenta o mal.

A alternativa ao jogo de soma zero é em geral o comprometimento, que evita a escalada do confronto. Em qualquer situação difícil, seja um conflito doméstico, seja dois países que precisam recuar para não entrar em conflito armado, a consciência abre a possibilidade de um desfecho pacífico. Podemos dar uma oportunidade à paz por meio dos seguintes comportamentos:

Procurar pela solução com pessoas que realmente queiram ajudar.
Não agir por impulso, mas esperar até estar centrado.
Assumir responsabilidade pelos próprios sentimentos sem atacar nem culpar os outros.
Confiar que sempre existe uma solução.
Procurar discernimento na meditação.
Sair das situações de estresse em vez de suportá-las.
Não ser a causa do estresse.
Respeitar a todos como iguais.
Valorizar a própria felicidade e não achar que o sofrimento é uma virtude.

Não há nada de mágico nesses comportamentos – sempre estiveram à disposição. Algumas guerras desastrosas poderiam ter sido evitadas, bem como inúmeros divórcios, se tais comportamentos tivessem sido respeitados. É um exemplo de nossa apatia o fato de haver poucos entre nós que sabem como evitar conflitos neutralizando as ameaças logo no início.

A conscientização naturalmente revela essas reações ao longo do processo do despertar. Elas surgem no decorrer do processo de maturidade em muitas pessoas que nunca ouviram falar em conscientização nem nunca praticaram meditação. No entanto, esse processo pode ser acelerado ao propiciarmos o comportamento desperto com consciência. A melhor maneira de viver é viver como se estivéssemos acordados.

Não é possível esperar que a consciência expandida funcione com o *bullying* e a ameaça escolar. Com frequência, as crianças e os adolescentes ainda estão em estágios muito imaturos e confusos de desenvolvimento psicológico. Não podemos responsabilizá-los por inteiro por seu comportamento. Se as feridas da infância perduram, no entanto, o adulto maduro vai continuar machucado. Grande parte da psicopatologia da vida cotidiana tem origem na criança ferida emocionalmente. (A concepção popular de uma criança sempre inocente e angelical ignora a realidade psicológica segundo a qual toda criança abriga, juntamente à inocência, impulsos negativos que em algum momento podem levar à imobilidade.)

Ao despertar, a psicopatologia da vida cotidiana se torna menos problemática, simplesmente porque não mais precisamos proteger a personalidade de nosso ego. "Eu" é o problema e, portanto, jamais pode ser a solução. Não é preciso muita autoconsciência para perceber que a personalidade do ego é insegura, egoísta, exigente e movida pelos impulsos que ele tem dificuldade de controlar. No entanto, é difícil enxergar algo muito mais básico: o "eu" é pegajoso. Uma mosca pousa em um pedaço de papel e logo sai dali, a menos que pouse em um papel mata-moscas. As experiências também não permanecem conosco a não ser que sejamos "pegajosos". Por analogia, não podemos esperar que o ego se livre de sua própria aderência. Não importa o que seja preciso para sair da imobilidade, o "eu" não vai conseguir.

MEDITAÇÃO TOTAL
LIÇÃO II: HÁBITOS

A meditação total intercala reações inconscientes com conscientes, e uma aplicação muito útil dessa mudança tem a ver com hábitos. Os hábitos são uma armadilha circular. O impulso por trás do hábito fica se repetindo. Quando o impulso surge, a maior parte das pessoas o combate um pouco e logo cede. O hábito vence, e vai vencer de novo quando ressurgir, a menos que esse ciclo se rompa.

Esse modelo é válido para qualquer tipo de hábito. Comer em excesso e preocupações parecem coisas diferentes na superfície, mas ambas são circulares e têm raízes no inconsciente (ou seja, não existe nenhuma causa nítida no nível mental, e tentar pensar em como deixar o hábito não resolve o problema). Quanto mais desperto você for, mais fácil analisar o elemento-chave que mantém o hábito, que é a repetição. Vamos tratar dessa questão em termos de como a mente sucumbe aos padrões repetitivos, pois esse é o cerne do problema.

A consciência conquista tudo no silêncio, mas a mente vive cheia de barulhos. Grande parte desse ruído não tem muito a ver com pensamentos eficazes e racionais. Quando uma canção gruda em sua cabeça, não há por que ela ficar se repetindo quando você já deixou de ter prazer com isso. A psicopatologia da vida cotidiana é cheia de outros exemplos menos inofensivos. Pessoas apreensivas sempre se inquietam, sendo incapazes de escapar do ciclo vicioso de medos que não têm nenhuma possibilidade real de acontecer. No lado clínico do espectro, o transtorno obsessivo-compulsivo (TOC) condena as pessoas a persistentes pensamentos ritualísticos, tais como contar as fendas da calçada ou somar os algarismos das placas de carro.

O que esses transtornos têm em comum é a repetição. Se deixamos de lado os rótulos clínicos, fica parecendo que todo mundo está sujeito a pensamentos, lembranças e impulsos que voltam de vez em quando. Lembretes antigos e ultrapassados de culpa e vergonha, humilhação e fracasso, discussões perdidas, reclamações irritadiças passam pela mente em círculo como se estivéssemos presos em um carrossel tóxico. No entanto, ninguém sabe por que a mente fica repetindo sem parar esses pensamentos que não servem para nada — esses lembretes são irrelevantes e indesejados, só servem para aborrecer e angustiar; são coisas que preferiríamos esquecer, mas que não querem ser esquecidas.

Os maus hábitos se enquadram nesse esquema. A menos que haja diagnóstico de TOC, poucas pessoas procuram ajuda profissional para os pensamentos repetitivos, mas, ao mesmo tempo, ficam se sentindo impotentes diante deles. Vamos considerar esses exemplos encontrados em nosso cotidiano:

- Você jurou parar de lambiscar entre as refeições, mas quando está assistindo à tevê, a vontade não cessa.

- Você fica muito bravo e irritado com coisas pequenas, como alguém passando na sua frente na fila da agência do correio. Sabe que tem maturidade para esquecer esse incidente, mas fica se lembrando dele sem parar.
- Você compra um item doméstico qualquer ou uma peça de roupa, mas quando chega em casa vê que uma loja *on-line* oferece o mesmo item por um preço menor. A diferença não é significativa, mas você se cobra por não ter verificado as coisas minuciosamente.
- Você está de férias e aguardando com expectativa a ida a um famoso restaurante que há muito quer conhecer. Quando chega lá, porém, não há nenhuma reserva em seu nome e o restaurante está lotado. Na volta das férias, você não para de pensar nisso e na maravilhosa refeição que jamais vai poder fazer.

Apesar da inutilidade da repetição, a mente não desiste desse comportamento.

Se você aprender a afastar os pensamentos repetitivos, os impulsos e os hábitos mentais, eles vão parar de se repetir. Você terá a sensação de maior controle, e sua mente ficará livre de ruídos.

Vamos aprofundar um pouquinho aqui para melhor compreendermos: esses pensamentos e impulsos repetitivos são fragmentos do ego, e, como o "eu" é pegajoso, os fragmentos também são. A personalidade do ego é inteiramente formada de experiências passadas, portanto é natural ele revivê-las, por um motivo ou outro.

Você não precisa descobrir o motivo, você é mais do que seu ego. Quando ele insiste no ponto de vista dele, você pode apresentar uma perspectiva mais consciente. Não é difícil fazer isso das seguintes formas:

- Se uma repetição inofensiva como uma melodia em sua cabeça incomoda você, pare e conte de trás para a frente a partir de cem. Essa concentração simples vai trazer a mente de volta ao presente.
- Se o pensamento é negativo, e lembra você de algo em que não deseja pensar, diga: "Não preciso disso agora". Trata-se de um tipo de negociação com uma parte do ego; você nem está combatendo nem cedendo. Não insista, mas, se o pensamento voltar, repita suavemente: "Não preciso disso agora".
- Se um pensamento repetitivo for mais insistente, como a vontade de lambiscar, concentre-se, respire fundo algumas vezes e sente-se em posição de meditar.
- Se o pensamento recorrente for uma preocupação, anote em um papel como você está se sentindo. Vá escrevendo e deixando que a emoção flua o tempo que quiser. Você vai achar que são apenas rabiscos, mas a inquietação é irracional mesmo. Deixando que ela flua, ainda que pareça infantil ou irritadiça, você acalma a energia emocional que alimenta essa inquietação.
- Sempre que perceber que sua mente está barulhenta demais, saia do modo pensamento. O ruído mental aleatório, por exemplo, está sempre associado à insônia. O mecanismo mental fica funcionando,

mesmo que você não tenha motivos, e uma boa solução é a respiração vagal (p. 37). Outra forma de sair do modo pensamento é visualizar uma cor mentalmente. Preste atenção nela, e, se os pensamentos distraírem você, volte calmamente para a visualização.

Não deve haver esforço em nenhuma dessas práticas. No dia a dia, o pensamento repetitivo acaba desaparecendo. Se você já sabe como se centrar, sabe a diferença entre estar desperto ou adormecido. Hábitos e pensamentos repetitivos não se fixam quando você está atento.

No entanto, vale a pena saber que pensamentos incômodos, lembranças, impulsos e hábitos são partes do ego. Não vão embora porque o "eu" é pegajoso. Tenha paciência. Você convive há muito tempo com o "eu" e, em menor ou maior grau, todos os dias você adotou o ponto de vista dele. A mudança de ponto de vista exige que você retome o modo meditação muitas vezes até ele se tornar uma nova perspectiva mental. Qualquer pequena experiência com esse modo meditação – centrado, à vontade, equilibrado – ensina o cérebro a permanecer dessa forma e com o tempo ele vai ficar assim sempre.

INTENÇÃO E RESISTÊNCIA

O despertar nos dá uma perspectiva mais ampla do que a personalidade solitária do ego. Quando estamos despertos, a consciência não fica encoberta pelas coisas que afetam o "eu". Em linha com o poder infinito da consciência, os desejos são satisfeitos com tranquilidade, como se o caminho tivesse sido preparado de antemão. Nossa intenção alcança o objetivo desejado diretamente, como indicado no seguinte esquema:

Intenção ➝ Concretização

É por meio de uma intenção atenta que a consciência consegue resultados bem-sucedidos, sem problemas pelo caminho. Com intenções simples – levantar o braço, dirigir, falar ao telefone –, o caminho para a conquista é tão automático que raramente nos damos conta dele. Só que qualquer perturbação ao longo desse trajeto pode bloquear todo o processo. Conheci uma mulher que foi de carro de um restaurante para casa, no entardecer. Estava relaxada depois de ter feito uma boa refeição, tomado uma taça de vinho. A estrada onde estava chegava a um cruzamento, e ela parou e virou à esquerda. Descuidada, não olhou à direita, e em um instante um caminhão se chocou com seu carro. Por uma fração de segundo, ela não morreu.

Esse instante fixou-se em sua mente. Daquele dia em diante, apenas seu marido, que estava no banco de trás no momento do acidente e só teve pequenos ferimentos no pescoço, passou a dirigir. Mas o trauma deixou marcas nele também: ele perdeu dez quilos por falta de apetite. No momento em que escrevia este texto, três anos depois do acidente, essa mulher ainda estava psicologicamente incapaz de dirigir, mesmo pelas ruas desertas do condomínio onde morava. A mesma mente que tinha aprendido a dirigir – uma habilidade que alguns psicólogos consideram das mais complicadas e que a maior parte das pessoas domina no dia a dia – se sentia paralisada. Não importava que ela quisesse dirigir. Esse desejo tinha sido bloqueado.

Um resultado indesejado pode ocorrer de inúmeras formas, mas um padrão genérico pode ser esquematizado assim:

Intenção → ← Resistência

Todas as situações em que nos sentimos bloqueados, seja pela própria mente, seja por forças externas, se encaixam nesse esquema. Você deseja fazer algo (intenção), mas encontra resistência. Faça uma pausa e pense em algum aspecto que gostaria muito de mudar. Talvez seja o peso ou a imagem corporal; ou a falta de amor; ou ainda uma frustração em um relacionamento. Assim que identificar um exemplo de imobilidade, é provável que os seguintes pontos sejam verdadeiros:

Faz tempo que você sabe desse problema.
Você pensa muito sobre esse problema.
Você não fez progressos na solução do problema ou o progresso foi temporário.
Ninguém apresentou a você nenhum conselho realmente bom.
Em seus piores momentos, você se sente desamparado, desesperançado ou ambos.
Você fica repetindo soluções que já sabe que não funcionam.
Por fim, você simplesmente aguenta o que der errado.

Em resumo, é assim que a resistência leva a melhor. Todo mundo vive sobrecarregado de limitações que são geradas no confronto com a resistência. O "eu" faz parte do processo, já que o ego é formado de arrependimentos do passado – todas as vezes que as coisas não saíram como queríamos. A questão da imobilidade depende de um único fato: as experiências vêm e vão, mas algumas deixam uma impressão duradoura. Essas impressões se distribuem por uma faixa que vai de muito superficiais a muito profundas. A primeira impressão que temos de outra pessoa pode levar a uma inimizade duradoura ou a um amor eterno, mas em geral fica na média entre esses dois pontos. Nossa educação nos deixa uma impressão duradoura, mesmo que na época não tivéssemos ideia disso. As impressões profundas ficam; as superficiais desaparecem rapidamente – um filme que nos faz chorar fica na cabeça algumas horas ou até mais, mas poucos filmes ficam na memória por mais tempo. Não há como quantificar as impressões boas e ruins criadas nas primeiras experiências da infância. Sem dúvida, ficamos marcados por essas vivências. Ao mesmo tempo, compensamos as coisas ruins e seguimos em frente.

Esse tipo de reação não anula o fato de que as soluções existentes para sair da imobilidade são em geral ineficientes. A informação não vai muito longe, como evidenciado pelo fato de que quase metade dos norte-americanos adultos continua a fumar mais de cinquenta anos depois de a ligação entre tabagismo e câncer pulmonar ter sido estabelecida. Os rótulos nutricionais das embalagens de alimento não tiveram praticamente resultado nenhum em termos do combate da epidemia de obesidade nos Estados Unidos. A psicoterapia tradicional também tem um histórico ruim em relação às formas mais comuns de sofrimento mental. O mercado multibilionário de antidepressivos e tranquilizantes é implacável na demonstração de fracasso, e essas drogas apenas melhoram os sintomas em uma certa porcentagem de pacientes. As pesquisas mais avançadas da medicina ainda precisam encontrar as curas da depressão e da ansiedade.

O principal problema é que, quanto mais ficamos diante da resistência, mais provavelmente nos definimos em termos limitados. "Eu sou depressivo" ou "eu sou ansioso" passam a fazer parte da autoimagem do indivíduo se essa condição durar muito tempo. Às vezes nos culpamos por resultados frustrantes; outras, culpamos as circunstâncias exteriores. No entanto, independentemente de nossas explicações, é inevitável reduzir nossas expectativas quando não realizamos nossos sonhos.

Uma das principais causas da infelicidade são as expectativas baixas. Do ponto de vista da consciência, as expectativas deveriam ser limitadas. À medida que saímos da imobilidade, a esperança de expectativas maiores vai aumentando. No dia a dia, porém, é preciso resolver o problema da resistência para que essas expectativas maiores se tornem reais.

MEDITAÇÃO TOTAL
LIÇÃO 12: RESISTÊNCIA

Quando a vida opõe resistência a você, é preciso fazer alguma coisa. Imagine que você esteja em viagem e descobre no aeroporto que seu voo está atrasado. A conexão seguinte, que é importante, ficou dependente desse atraso. A vida está resistindo aos seus planos, o que você faz então? Em geral, as pessoas fazem uma dessas escolhas:

Você pode esperar com ansiedade.
Você pode dar voltas ou ler um livro para se distrair.
Você pode reclamar no balcão da companhia aérea.
Você pode negociar outro voo.
Você pode adiar o voo para o dia seguinte e ir para casa.

Existem outras opções menos prováveis. Se você for muito rico, pode pegar um voo particular. Ou, sendo mais realista, se o voo foi adiado por causa do clima, você pode optar por um trem. São tantas as possibilidades que a maioria de nós raramente tem certeza do que escolher. Ficamos confusos e em conflito. Um voo atrasado é um problema pequeno. Reagir diante da resistência pode ser muito mais complicado, por exemplo, em situações no trabalho ou em relacionamentos pessoais.

Quando a resistência vence, a imobilidade é o resultado. Quando a intenção vence, o movimento é o resultado. E você tem controle sobre os diferentes resultados.

Quando a resistência vence é porque você teve uma dessas reações ao se deparar com ela:

Você cedeu à raiva, ao ressentimento ou ao medo.
Você não teve controle sobre as opções.
Você repetiu reações que provavelmente não vão dar certo.
Você hesitou.
Você procurou quem culpar.
Você desistiu porque é muito difícil ir contra "eles".
Você se vitimizou.
Você tentou transpor o obstáculo, forçando ou ameaçando.
Você se afastou, sem solução.
Você pediu a alguém que resolvesse seu problema.

A lista acima é a anatomia da frustração. Nenhuma das reações vai de fato tirar alguém da imobilidade, mesmo com boas estratégias no curto prazo. A próxima vez que você se deparar com a resistência, vai de novo mergulhar na confusão e no conflito, esforçando-se para ultrapassá-la. Há pessoas que sempre têm a mesma reação: ameaçam, por exemplo, ou sempre desistem e não fazem nada. Mas essas pessoas estão paralisadas — que é exatamente o que queremos resolver.

Entretanto, quando você se sai bem diante da resistência, você deve ter usado uma das seguintes reações:

Você não cedeu à raiva, ao ressentimento nem ao medo.
Você conseguiu enxergar com clareza suas opções.
Você não recaiu em reações antigas, que provavelmente não dariam certo.
Você não tomou decisões quando estava em dúvida.
Você não responsabilizou ninguém nem você mesmo.
Você não brigou com você mesmo nem com outras pessoas.
Você confiou no bom resultado.
Você não forçou nem ameaçou a fim de vencer o obstáculo.
Você permaneceu aberto a soluções inesperadas.

Como você pode ver, há muitos fatores envolvidos quando nos deparamos com a resistência, mas a maior parte das pessoas não enxerga a complexidade que há nisso. Diante da oposição, reagem com o mesmo reflexo de sempre. Os conflitos matrimoniais, por exemplo, repetem sempre o mesmo padrão. Mas seria inútil tentar abordar todos os itens da lista de coisas que podem conspirar quando a resistência leva a melhor.

> O balanço final é bem claro: ou a resistência vence ou você vence. Não se trata de simplificação excessiva, apenas a premissa de que quando estamos equilibrados o corpo-mente fica alinhado com a consciência plena. Somente a consciência plena consegue controlar todos os diferentes elementos em jogo. Isso é tão válido para a vida de uma célula quanto para nossa vida diária.

5

SAIR DA IMOBILIDADE

Conseguir sair da imobilidade é algo que ocorre inteiramente na consciência, pois é ali o lugar de todas as experiências. A meditação total se aproveita muito disso. Se não conseguimos esquecer de alguma coisa ou perdoar alguém do passado, não há solução física. Apenas a consciência consegue alterar a consciência. Não há medicamentos que apaguem a memória, e, caso existissem, seria difícil entender como um remédio atingiria apenas uma lembrança ruim, deixando as boas intactas.

A palavra "impressão" evoca marcas físicas, como a impressão de uma digital na cena de um crime ou pegadas na neve. Mas na realidade a consciência deixa sua própria impressão. Procurar respostas no centro de memória cerebral não é produtivo. Para lembrar das coisas, precisamos de um cérebro, assim como precisamos da televisão para transformar sinais eletrônicos em imagens em uma tela. Se jogarmos a televisão pela janela, não haverá mais imagens, mas os sinais não são afetados.

Da mesma forma, o cérebro produz pensamentos, imagens e lembranças a partir de sinais que têm origem na consciência. Se sofremos uma concussão, o trauma no cérebro pode gerar uma amnésia temporária; no mal de Alzheimer, a perda permanente da memória é um dos aspectos mais temidos. Lesões cerebrais e demência indicam que a memória foi atingida, mas isso diz pouco sobre a memória normal. Na verdade, essa memória continua sendo um completo mistério. É verdade que as pesquisas sobre esse assunto avançaram muito nas últimas décadas, indo muito além do que as escolas de medicina costumavam ensinar – antigamente, o que sabíamos da memória era tão pouco que a cabeça parecia ser cheia de serragem. Hoje em dia, os pesquisadores conseguem criar falsas lembranças nas pessoas e apagar a memória dos animais de laboratório. No entanto, nós já fazemos isso com bastante eficiência sozinhos.

O renomado neurologista inglês Oliver Sacks tinha 7 anos no outono de 1940, quando teve início a *Blitz* em Londres, os bombardeios da Luftwaffe alemã. A família dele morava na região onde os aviões alemães jogaram bombas incendiárias, cheias não só de explosivos, mas de uma química altamente inflamável feita de magnésio, fósforo ou petróleo inflamável (napalm). O objetivo desses bombardeios era espalhar incêndio e pavor. Sacks se lembrava do pai correndo até o quintal com baldes de água depois da explosão de uma dessas bombas incendiárias e descobrindo que quando jogava água nesse fogo de magnésio ou fósforo as chamas aumentavam e o incêndio piorava.

Só décadas depois, quando Sacks começou a escrever suas memórias, ele soube pelo irmão mais velho que nenhuma dessas suas lembranças tão vívidas eram verdadeiras. Como todas as crianças pequenas, Sacks tinha sido levado para o interior durante a *Blitz*, não estando presente quando as tais bombas incendiárias caíram no quintal. Essas lembranças eram de seu irmão mais velho, que estivera presente, e Sacks as tinha assimilado pelas histórias que ouvira. Nesse caso, a memória verdadeira, de estar no interior, foi apagada e uma falsa lembrança a tinha substituído.

No fundo, como não fazemos ideia de como os pensamentos são gerados, nossa compreensão sobre como eles são lembrados ou esquecidos vive às escuras. Seria útil se tivéssemos o termo *samskara*, do sânscrito, no vocabulário, pois ele se refere às impressões do inconsciente que moldam nossas ações. *Samskaras* podem ser bons, como os talentos musicais ou artísticos; ou indesejáveis, como a tendência para a violência.

Como o *samskara* se forma no passado, a memória entra em ação, mas ninguém sabe por que uma lembrança deixa uma impressão inesquecível e outra não. Uma pista: emoção. Se uma emoção forte está associada a uma experiência, a lembrança que resulta disso é provavelmente forte e muito vívida. Talvez por isso lembremos do primeiro beijo, mas não da cor do carro do vizinho daquele tempo. Só que esse conhecimento é bastante básico. É óbvio que as emoções fortes deixam lembranças mais inesquecíveis do que as experiências neutras, que não desencadeiam sentimentos fortes. Mundo afora, há uma geração que se lembra da notícia da morte do presidente Kennedy; milhões de pessoas ainda conseguem se lembrar de onde estavam quando souberam dessa notícia chocante. Lembranças menores e mais pessoais são muito mais inatingíveis.

Os pesquisadores da memória estão longe de saber por que ela é seletiva, imperfeita e pessoal. Nem sabem quanto do passado nós nos lembramos. Há um grupo de pessoas excepcionais que consegue se lembrar de todos os momentos do passado, inclusive a estampa do papel de parede de seu quarto aos 5 anos, as músicas ouvidas e os programas de tevê assistidos em uma data específica qualquer, ou o placar da terceira rodada da Copa do Mundo de 1994, ou seja, suas lembranças são primorosas.

Essa condição, conhecida como memória autobiográfica, afeta um número minúsculo de pessoas, e ninguém sabe se uma pessoa comum consegue armazenar todo o seu passado ou não. Talvez o problema não seja a memória, mas a lembrança. Precisamos ser humildes o suficiente no Ocidente moderno para admitir que a genética não oferece explicação melhor do que a simples experiência cotidiana. Quando uma criança se assemelha a seus pais de alguma forma, o dito "É coisa de família" é quase tão preciso quanto identificar um gene específico. Em ambos os casos, trata-se apenas de probabilidade, às vezes nem isso. A altura de uma pessoa, por exemplo, é influenciada por mais de vinte genes separados, além de dieta e outros fatores na infância.

Tendências naturais, como talento e genialidade, desafiam os genes completamente. No YouTube, por exemplo, podemos ver Himari Yoshimura, uma criança japonesa tocando o Concerto para violino nº 1 de Paganini. Essa peça exige uma virtuosidade impressionante, e o fato de Yoshimura ter ganhado o primeiro prêmio de uma prestigiada competição de violinos em 2019, em uma idade em que algumas crianças ainda estão aprendendo a amarrar os cadarços do sapato, invalida por completo o que se sabe atualmente sobre a capacidade do desenvolvimento inicial do cérebro.

Se temos o nome certo para memórias marcantes, características familiares em comum, tendências inatas, talento prodigioso ou experiências cotidianas que parecem duradouras, a questão é: Como superar esses *samskaras* quando eles nos limitam? É necessária a intervenção da consciência. Estamos falando de limitações psicológicas, já que os *samskaras* físicos, tais como um transtorno genético ou uma deficiência de nascimento, são outra questão. Vou aqui ilustrar o que significa uma limitação psicológica com raízes no passado.

Uma criança com dificuldades na escola precisa de apoio e ajuda dos professores e pais. Se não for amigável, uma voz dentro da criança vai dizer: "Ninguém nunca vai ajudar você". Ou, pior ainda, se for para abalar a criança, essa vozinha vai dizer: "Você não é boa o bastante".

Recentemente, conheci um homem de meia-idade – vamos chamá-lo de Randy – que era um programador competente, mas que não conseguia encontrar emprego nem ficar em um emprego devido a pouca confiança em si mesmo. Quando conversamos, ele mencionou um trauma de infância. Nas primeiras séries escolares, ele não conseguia assimilar conteúdos simples que o professor transmitia, e isso o levava a se intimidar e raramente falar. A escola resolveu que ele tinha dificuldades de aprendizagem, e seus pais concordaram em colocá-lo em uma sala especial. Ali também ele continuou a ter um desempenho ruim, e vivia assustado por estar na companhia de crianças com problemas comportamentais.

Dois anos se passaram, e em um determinado momento seus pais perceberam que Randy tinha dificuldades para pegar bolas. Um exame oftalmológico revelou uma miopia extrema. Constataram afinal que Randy tinha um QI acima da média, mas ele se saía mal na escola porque não enxergava a lousa. Simples assim. Depois disso, ele retomou o percurso escolar normal e se saiu muito bem, mas tinha ficado marcado por ter sido incompreendido, julgado e considerado inferior durante dois anos seguidos.

Aos vinte e poucos, Randy começou a meditar, e essa experiência traumática foi perdendo a força de duas formas: percebeu que não se identificava mais com ela, e, quando acontecia de as lembranças dolorosas voltarem, elas não mais o magoavam, o que indicava que ele estava se libertando do passado. O processo de libertação desses *samskaras* marcantes pode ocorrer naturalmente à medida que o ego, que tem raízes profundas no passado, dê lugar a uma noção mais expandida do eu – no caso de Randy, por meio da meditação.

Lembrei-me de um dito que ouvi na Índia, ainda criança: "*samskaras* são escritos primeiro na pedra, depois na areia, depois na água e por fim no ar". Essa frase exprime poeticamente como a consciência atenua o efeito das impressões do passado. Mas qual é o processo em termos práticos? Para responder a essa pergunta, precisamos analisar, antes de mais nada, como as experiências do passado ficam fixadas.

MEDITAÇÃO TOTAL
LIÇÃO 13: EXPERIÊNCIA MARCANTE

"Marcante" é um bom termo para experiências que deixam uma impressão profunda, pois elas são duradouras e ao mesmo tempo "grudam" como cola. É fácil compreender essa comparação, mas ela não passa de uma imagem. Ninguém consegue prever qual vivência vai ficar e qual vai passar sem deixar marca. Nossa preocupação é com o presente. Sair da imobilidade ocorre aqui e agora; as explicações do passado são interessantes, mas não são relevantes. Por exemplo, estudos da memória demonstraram que quando nos prendemos a uma lembrança traumática do passado, tal como uma criança pequena que entra em pânico no supermercado porque não encontra a mãe, essa lembrança não é confiável. É comum que ela seja uma mistura de várias vivências de pânico. Além disso, os detalhes dessa lembrança se assemelham mais a um sonho do que a uma fotografia. Talvez a criança tenha se perdido em uma loja de ferragem ou em um estacionamento.

Por razões práticas, essas experiências marcantes podem ser abordadas em dois de seus aspectos: crenças e emoções. As experiências nos marcam quando acreditamos que elas acrescentam algo verdadeiro a nossa história pessoal, e elas vão marcar ainda mais se uma carga emocional muito grande se prolongar. Primeiro, vamos analisar a crença. Faça uma pausa, pense em uma qualidade pessoal que acredite ser verdadeira e a expresse com: "Eu sou..." Preencha o espaço com uma palavra positiva como *confiável*, *atraente* ou *inteligente*, embora em geral haja crenças mais fortes relacionadas a palavras negativas como *antissocial*, *tolo*, *desajeitado* e *desinteressante*.

Seja lá que qualidade você tenha escolhido, ela não saiu do nada. Estava incorporada como uma crença sob condições que a tornaram marcante. As crenças enraizadas em geral apresentam os seguintes aspectos:

Acreditamos na primeira pessoa que nos disse alguma coisa.
Acreditamos naquilo que é repetido muitas vezes.
Acreditamos em quem confiamos.
Nunca ouvimos uma crença contrária.

Caso você acredite ser atraente ou desinteressante, não é difícil que tenha ouvido isso pela primeira vez de seus pais. Uma vez plantada essa semente, você ouviu a mesma coisa muitas vezes ou passou por várias experiências que a reforçaram. Você confiava em seus pais quando criança e acreditava no que lhe diziam. Além disso, não apareceu ninguém para contradizer essa sua crença.

Essas "afirmações normativas", como são chamadas as coisas que os pais nos dizem, são especialmente potentes. "Você é preguiçoso", "Você não é tão bonita quanto as outras meninas" ou "Você nunca vai ser nada" são tomadas como fatos pelas crianças e estão cheias de valores subjetivos ou regras. Dizer "Você teve A em matemática" não tem um impacto subjetivo se comparado com uma afirmação normativa como "Você é tão inteligente que tirou A em matemática". Esta última afirmação tem mais chances de pegar.

Essas coisas aderentes que você ouviu a seu respeito ficam enraizadas como *samskaras*. Essa marca pode ser profunda ou superficial à medida que vai se misturando com as histórias de toda a sua vida. A influência de uma experiência marcante é inteiramente pessoal. Ter ouvido que você não é tão bonita quanto as demais pode levar a uma série de reações. Talvez você cresça com inveja das mulheres que considera mais bonitas; talvez pense que beleza signifique burrice; talvez você não cuide de sua aparência ou fique viciada em cosméticos – qualquer uma dessas reações é possível.

Faz parte do despertar saber a diferença entre realidade e ilusão. A conscientização funciona em tudo na vida, mas você também pode voltar para crenças que aceitou inconscientemente. Para você tomar consciência dessas crenças marcantes, vai ser preciso dissecar aqueles quatro itens, perguntando-se:

Quem foi o primeiro a me dizer isso?
Isso foi muito repetido?
Por que eu confiei na pessoa que me disse isso?
Existe alguma razão para acreditar no contrário?

Em outras palavras, você questiona essas experiências que geraram uma crença imobilizada e ao fazer isso elas se tornam cada vez menos irremovíveis. Se sua mãe lhe disse que você não é bonita ou seu pai lhe disse que você é preguiçoso, por que você deveria confiar nisso automaticamente? Não importa quantas vezes você ouviu a opinião deles. Agora que é adulto, já pode separar o que é opinião do que é fato. Lembre-se das ocasiões que demonstraram como você pareceu atraente ao olhar alheio ou como foi diligente em uma determinada tarefa.

A questão é entrar em contato com a criança ferida que há dentro de você em vez de permitir que ela continue ditando suas crenças. As áreas mais importantes em que se concentrar são suas crenças mais profundas, as crenças essenciais. Elas travam sua perspectiva diante das seguintes questões cruciais:

> A vida é justa?
> É possível confiar nas pessoas?
> Existe um poder superior no universo?
> O bem triunfa sobre o mal?
> Devo esperar o melhor ou me preparar para o pior?
> Minha atitude deve ser tranquila ou vigilante?
> Tenho segurança?
> Sou uma pessoa amada, cuidada, com apoio de outras ou só posso contar comigo?
> Sou uma pessoa boa e gentil?

Com certeza você deve ter alguma convicção sobre esses assuntos, ainda que algumas questões possam ser mais importantes do que outras para você. Não há respostas concretas que possam orientar você. "Sou seguro" ou "Sou amável" são avaliações subjetivas, que têm raízes na construção do ego. Sendo adulto, você consegue perceber que suas convicções essenciais têm muito a ver com a forma como você foi criado. As opiniões subjetivas de seus pais ou viraram suas opiniões subjetivas ou, ao contrário, você acredita no oposto do que eles acreditavam. Assim, o "eu" é construído a partir de um sistema de valores que, fundamentalmente, não tem base e é de segunda mão.

Quando você se dá conta de como são antiquadas suas convicções mais preciosas, você enxergou a realidade e agora está livre para criar convicções essenciais próprias, como fazem as pessoas maduras. Elas têm valores próprios; fazem julgamentos com base em fatos reais e experiências imediatas; não se deixam influenciar por opiniões alheias. Do ponto de vista psicológico, trata-se de um bom desenvolvimento, mas no fundo todas as convicções são ilusórias. Elas levam a generalizações – por exemplo, achar que a vida é injusta ou que as pessoas não são confiáveis –, que são naturalmente duvidosas. A vida está sempre mudando. Em princípio, ela nunca é justa nem injusta, nem como regra geral. Assim como a próxima pessoa que você vier a conhecer pode ser completamente confiável ou mentirosa.

O jeito é ultrapassar todas as crenças e convicções. É esse o objetivo da meditação total. Você fica desperto diante das situações vivendo no presente sem a bagagem das antigas crenças. O objetivo de dissecar suas crenças essenciais é dizer adeus a elas, pois uma crença ou convicção nociva é o fóssil dos pensamentos duvidosos de seu passado. Não é preciso se agarrar a eles.

O segundo aspecto relacionado à imobilidade é que isso é algo emocional. As emoções são mais aderentes do que os fatos. Se um cachorro agressivo apavorou sua infância, o fato de a maioria dos cães ser inofensiva e simpática provavelmente não vai mudar sua atitude diante deles. Aturar gozação por causa de uma gagueira costuma magoar mesmo que seus pais expliquem que a maioria dos gagos resolve o problema após a infância.

Anteriormente, mencionei que um pequeno número de pessoas, talvez duas dúzias no mundo todo, tem a capacidade de se lembrar de todos os acontecimentos do passado com precisão fotográfica. No entanto, essa capacidade – hipertimesia ou síndrome da supermemória – não é neutra como uma fotografia; as emoções associadas a essa lembrança também ressurgem. Como observado com pesar por uma mulher: graças a sua memória perfeita, ela conseguia se lembrar de todas as vezes que a mãe disse que ela era gorda.

A parte mais aderente da memória é a carga emocional, que alguns psicólogos chamam de nosso débito emocional do passado. Nós nos apegamos com teimosia a antigos ressentimentos, mágoas, medos e dores. Quando as cargas elétricas positivas e negativas se juntam nas nuvens, vemos a explosão de raios e relâmpagos. A mesma coisa acontece no ser humano quando alguém diz "Isso foi a gota d'água!" e começa a liberar a raiva acumulada.

O jeito é descarregar essa energia emocional sem uma explosão repentina. Existem formas de liberar antigas raivas, medos e ressentimentos sem deixar que se acumulem. Se você já estiver segurando sentimentos acumulados, as mesmas técnicas também são proveitosas. O problema é que, quanto mais tempo você vem segurando as emoções, mais tempo vai levar para liberá-las.

COMO DESCARREGAR EMOÇÕES NEGATIVAS

As seguintes técnicas para descarregar emoções negativas são simples e naturais. Pela própria natureza, as emoções surgem e somem, e em geral um período de desligamento é o suficiente para que elas se ajeitem. Mas as emoções negativas não desaparecem sozinhas. Elas exigem que você as auxilie por meio de várias práticas.

TÉCNICA #1: Se você sente que uma emoção incômoda persiste, centre-se e respire com calma e profundamente até perceber que a carga emocional diminuiu.

TÉCNICA #2: Se você reconhece uma emoção que está sempre por perto, observe-a voltar, depois diga: "Isso já foi assim. Não estou mais no mesmo lugar. Vá embora".

TÉCNICA #3: Diante de uma emoção particularmente teimosa, feche os olhos com tranquilidade e permita-se sentir essa emoção – faça isso com leveza, sem se aprofundar. Respire fundo, expire devagar, liberando a energia emocional de seu corpo. Talvez ajude se você visualizar sua respiração como uma luz branca que leva embora os sentimentos tóxicos.

TÉCNICA #4: Se você não estiver sentindo nada muito específico, mas apenas uma sensação geral de melancolia ou de desordem, acomode-se com calma e concentre a atenção em seu coração. Visualize uma luzinha branca ali e deixe que ela se expanda. Observe a luz branca à medida que ela preenche todo o seu peito. Agora, vá espalhando essa luz por sua garganta até o topo da cabeça.

Continue por alguns minutos até completar essa técnica. Depois, volte ao coração e de novo expanda essa luzinha branca pelo seu tórax. Em seguida, veja que ela vai se expandindo por sua barriga, pernas e por fim pela sola de seus pés até chegar ao chão.

Essas quatro técnicas podem ser aplicadas separadamente ou na sequência, mas é importante ter paciência. Assim que usá-las, vai levar um tempo para que todo o seu sistema se adapte à descarga emocional. Talvez não se sinta bem de imediato. Mas o intento de descarregar as emoções negativas é forte, e essa mensagem chega a todas as células de sua consciência.

Lembre-se também de que as emoções querem se liberar. É da natureza delas, portanto elas vão embora se você criar um caminho. Liberá-las ou se apegar a motivos para guardá-las é uma escolha sua. Essas razões têm a ver com o ego. O "eu" se sente justificado ao guardar ressentimentos e nunca ignorar um desprezo sequer, acalentar mágoas e fantasiar vinganças. O seu eu verdadeiro não tem essa programação. Se você é sensível, da próxima vez que tiver uma explosão emocional ou vir alguém tendo uma, vai observar que o ego tem um certo prazer hipócrita ao manifestar a raiva acumulada.

    Só que esse prazer é míope. A longo prazo, as emoções negativas conservam você amarrado ao ego e o privam de uma vida desperta. Essa atenção à descarga de antigas emoções e o desejo sincero de vê-las desaparecer são sinais de que você está despertando. Se pudesse, o "eu" seguraria para sempre essas emoções tóxicas, acreditando erroneamente que vale a pena acumulá-las. Não vale.

6

EMPODERAMENTO PESSOAL

A meditação total expande nossa consciência, e essa expansão traz o poder pessoal. O poder com base na conscientização não só é possível como é também automático, e há um segredo nisso. A imagem característica de uma pessoa poderosa está relacionada a marcadores sociais como dinheiro, *status* e capacidade de se impor sobre os demais. Infelizmente, como já vimos ao longo da história da humanidade, os poucos que conquistam um grande poder tendem a ostentar isso diante de quem tem menos poder ou se sente menos poderoso.

A verdadeira fonte de poder é misteriosa, e, quando as figuras públicas mais ricas ou mais proeminentes são francas, elas explicitam a perplexidade com a própria ascensão ao topo. A maioria vai dizer que foi principalmente sorte – estavam no lugar certo na hora certa. Deixando a sorte de lado, o caminho para o empoderamento pessoal precisa ser explicitado e prático.

Talvez estejamos bastante satisfeitos com as escolhas que fizemos em nossa vida até agora, o que indica que as coisas vão indo bem. A maior parte das pessoas, no entanto, enxerga as escolhas de vida como uma mistura de bom e de ruim. Seja qual for nossa atitude, nenhum êxito é o mesmo que viver a partir de um ponto de infinitas possibilidades. Na meditação total, reformulamos as expectativas ao nos aproximar cada vez mais da fonte de consciência plena. Aí, o empoderamento começa a cuidar de si mesmo, ou seja, ficamos naturalmente sintonizados com o nível de consciência que organiza o melhor resultado para qualquer situação ou desafio. Se os desejos estão alinhados com objetivos positivos, está resolvida a questão do empoderamento.

MEDITAÇÃO TOTAL
LIÇÃO 14: MENOR ESFORÇO

Todos os dias, dizer sim ou não é provavelmente a escolha mais básica. Tomamos essa decisão inúmeras vezes, e as pessoas que têm o costume de dizer "não" mais vezes não facilitam a vida. Dizer "sim" sempre também leva a um tanto de problemas. Acabamos dizendo "sim" ou "não" sobretudo por repetir uma escolha que já fizemos muitas vezes antes. Agir por hábito é arbitrário. Os pais de uma criança ficam desesperados quando ela rejeita qualquer alimento novo com um "eu não gosto", para o qual a resposta vai ser "você ainda nem experimentou". Na vida adulta, quando rejeitamos o novo e o desconhecido, estamos apenas voltando a esse costume infantil de dizer "não" sem de fato pensar.

Podemos repensar essa questão em termos de resistência. Se não encontramos resistência na vida, haveria muito pouco motivo para dizer não. De onde vem a resistência? Quando outras pessoas resistem a nós, o impulso é nos incomodar e recuar. No entanto, é necessário prestar muita atenção à resistência oculta em nosso íntimo. Ninguém discutiria os seguintes pontos:

- As pessoas são mais acolhedoras se não resistimos a elas.
- Conseguir o que você quer costuma significar oferecer o que alguém deseja.
- Cooperar alcança resultados melhores do que não cooperar.
- Não é possível impedir que uma pessoa reaja a você como ela quiser.
- É fácil dizer não a coisas novas e desconhecidas.

Todo mundo lida com a vida de acordo com esses princípios, mas, quando você compreende a natureza de estar consciente, os itens dessa lista mudam, pois a consciência é plena e *nunca resiste a si mesma*. Em um mar tempestuoso, ainda que as ondas estejam turbulentas, o mar não opõe resistência a si mesmo, ele apenas entra em outra sintonia: turbulento em vez de tranquilo. A conscientização provoca várias formas de tempestade no comportamento humano. Não temos de desarmar a violência, a desarmonia, as controvérsias e os conflitos que têm atormentado a história. Todo dia, a vida apresenta a você a oportunidade de batalhar ou desistir, entrar em uma discussão ou ficar de fora. Não existe um padrão de comportamento único para todas as situações. A sociedade fica exultante com a vitória em uma guerra e em seguida venera um pacifista como Gandhi.

Sem uma análise mais profunda, esses impulsos contrários vão continuar em conflito. A consciência é, por natureza, disciplinada e organizada, mas revela seu poder em um processo de mínimo esforço. Vemos isso acontecer na organização perfeita de uma célula, que não desperdiça nenhuma molécula de oxigênio e nutrientes. A Natureza como um todo funciona pelas leis que regem movimento, calor, gravidade etc. e que têm uma coisa em comum: tomam o caminho mais curto de A a B, pois isso demanda um esforço menor. A queda da maçã, que, de acordo com a lenda, foi o momento "Eureca!" de Isaac Newton sobre a gravidade, não foi em zigue-zague nem fez um desvio e caiu para cima. A linha reta é uma regra da Natureza caso não haja obstáculo no caminho.

O menor esforço não é apenas eficaz, é o caminho mais poderoso para alcançar um objetivo qualquer. Apresenta menos atrito e contorna os obstáculos o mais rápido possível. Se você traduzir isso para a vida cotidiana, o empoderamento pessoal vai parecer diferente. Você vai poder ajustar suas escolhas de acordo com o menor esforço da seguinte forma:

- Não recue de imediato nem diga "não" sem antes relaxar, centrar-se e permitir que sua atenção mais profunda reaja. Tendo essa possibilidade, a consciência mais profunda vai apresentar a melhor resposta com o menor esforço. Não aja impulsivamente.
- Diante de uma situação estressante, questione-se conscientemente se o caminho da menor resistência está aberto. Se estiver, siga por ele.
- Aprenda a se permitir e a deixar passar com mais frequência em vez de insistir e tentar sempre ter controle.

- Privilegie o consenso e a cooperação.
- Não ameace, intimide ou recorra a "porque eu mandei e pronto".
- Procure o máximo de informações que puder de pessoas que sejam, pelo menos, tão conscientes quanto você.
- Evite pessoas que façam o contrário do que foi sugerido acima.

É importante observar que menor esforço não significa consentimento nem preguiça mental. A principal razão por não termos adotado ainda o menor esforço como um caminho para a conscientização e o empoderamento pessoal é apenas um problema de condicionamento social. Há toda uma cultura em torno da gratificação por nunca desistir, combater, vencer a todo custo e derrotar o inimigo. No começo, você talvez se sinta atraído por essa cultura, mas a consciência vai lhe mostrar um caminho melhor.

O menor esforço é apropriado aqui e agora, mas você precisa se lembrar de que qualquer poder resultante da conscientização fica mais forte quanto mais profunda for sua atenção. À medida que você medita e pratica o menor esforço, mais se aproxima da fonte da consciência pura. Suas escolhas serão cada vez mais bem-sucedidas, pois você contará com o apoio do poder da ordem e da organização da consciência.

Quando alteramos o ponto de partida, mudamos todo o panorama do empoderamento pessoal. Vamos imaginar que estamos prestes a entrar em uma sala onde seremos desafiados por uma autoridade, por exemplo, um agente da receita federal, um advogado ou nosso chefe. Não sabemos qual será o resultado desse encontro. Como nos sentimos diante dessa perspectiva? Algumas pessoas se defendem e defendem também seu trabalho e suas opiniões com veemência, ao passo que outras ficam nervosas, dóceis ou são facilmente intimidadas.

Nós nos conhecemos bem o suficiente para saber como reagiríamos. Nesse caso, no entanto, o conhecimento estaria relacionado a limitações. Inicialmente, uma pessoa com o ego mais forte talvez pareça superior para alguém que seja manso e modesto. Só que não há como prever quem fará as escolhas certas. Muitas vezes, recorremos a fontes de poder de segunda mão e tentamos parecer fortes, bem-sucedidos e no controle, enquanto, no fundo, estamos perplexos.

E ficamos assim porque estamos desconectados das fontes de poder. A diferença entre estar conectado e desconectado é nítida quando compreendemos como a consciência funciona. Sempre que precisamos tomar uma decisão, o processo não é racional como imaginamos.

Pare para pensar na última decisão importante que você tomou. Qualquer uma. A compra de uma casa nova ou a mudança de emprego são ocorrências mais raras, mas talvez você tenha decidido dar sua opinião sobre algum assunto, aconselhar um amigo ou parente, fazer uma apresentação no trabalho ou considerar a compra de algo mais caro.

No cerne dessa tomada de decisão, as características da consciência entraram em ação. É provável que você tenha se encontrado em uma das seguintes situações:

> Você estava seguro e certo de que faria a melhor escolha. Tinha em mente um propósito claro. Estava no controle. Não tinha dúvidas.

Ou

Você estava hesitante e em dúvida, vacilando de um jeito ou de outro. Não tinha certeza de que o resultado seria favorável. Estava propenso a se preocupar e a ter dúvidas.

São esses aspectos da consciência que indicam quão capacitado você estava ao tomar essa última decisão importante. Havia considerações racionais, naturalmente, mas elas eram apenas uma parte da questão. Se você estava se sentindo realmente indeciso, provavelmente tomou essa decisão importante por impulso. Quem está imune ao arrependimento?

Se você deseja estar seguro em vez de incerto, como agir? Em geral, as pessoas preferem disfarçar as dúvidas e mostrar uma fachada de mais confiança do que de fato sentem, preferindo proteger o ego em vez de procurar um nível de conscientização em que a segurança, a orientação, a certeza, o propósito, a relevância, o controle e os bons resultados sejam a regra. O ego não vai nos levar longe, por isso uma parte importante da meditação total é ir além do ego.

O problema é que o ego desempenha uma parte substancial das tomadas de decisão, ficando difícil fugir dele. Ao ler acima o que acabei de escrever sobre um certo nível de conscientização em que os bons resultados são a regra, como você reagiu? Se você teve dúvida ou foi cético, está reagindo ao ego. Não estou falando em egoísmo, que é o ego exagerado. Na vida cotidiana, seja você autocentrado, seja você humilde, o ego é seu ponto de vista individual. Ele contempla suas experiências e memórias, hábitos e crenças, em outras palavras, tudo o que você viveu até aqui.

Deixar o ego de lado é tão estranho que a maior parte das pessoas nem sabe o que isso significa, o que é compreensível. A conscientização simples não tem identidade, nenhum "eu" a proteger. Não tem vínculos com memórias, hábitos, antigos condicionamentos, pois só o momento presente importa. Como experiência, a consciência pura é um vazio do ponto de vista do ego. O ego registra as experiências principalmente por meio do desejo e do interesse próprio. "Eu quero x" e "eu não quero x" são considerações importantes. "Isso me faz bem" e "isso não me faz bem" também desempenham um papel importante, bem como "isso é bom ou ruim para mim?".

Na falta de desejo e interesse próprio, o ego se sente desprovido de experiência. A experiência da consciência pura se baseia em simplesmente estar aqui, observando, admitindo e agindo corretamente, sem dúvidas nem interesse próprio. O recuo vira a experiência de ponta-cabeça. Em vez de a mente estar sempre ativa e inquieta – com alguns momentos de silêncio, paz e tranquilidade –, ficamos sempre em paz e tranquilidade, com alguns momentos em que há o que dizer, pensar ou fazer.

A diferença é tão acentuada que as pessoas rejeitam esse estado de quietude em que a mente, naturalmente, deseja estar. Para elas, a tranquilidade interior é como "se nada estivesse acontecendo", portanto procuram logo alguma atividade ou distração. Você já se sentiu alguma vez assim, um pouco solto e inquieto? De repente você se levanta para pegar um petisco, verificar mensagens ou mudar os canais de tevê, em geral sem pensar nem precisar de nada disso. O comportamento impulsivo surge como uma rejeição ao "estar aqui", simplesmente. O ego percebe a própria inquietação nesse lugar de tranquilidade e calma genuína e o "nada está acontecendo" se torna um gatilho para atividades mentais sem sentido.

Não podemos esperar que ninguém saia do plano do ego para o plano de infinitas possibilidades – esse salto é um tanto inconcebível. Mas podemos nos apoiar na verdade fundamental de que a consciência está em toda parte, participando de tudo. Ela participa de nossa vida, oferecendo-nos assim um ponto intermediário, que é totalmente humano e ainda assim mais expandido do que o ego. Esse ponto médio é onde você, o indivíduo, encontra o poder organizador da consciência, o poder que supervisiona todo o corpo-mente. A partir dali, todos os benefícios da vida desperta estão disponíveis.

A MATRIZ HUMANA

Se nos ensinam que a consciência plena está presente em tudo o que fazemos, temos o direito de perguntar: "O que ela está fazendo por mim neste momento?" Não é uma pergunta egoísta nem presunçosa. Se examinarmos bem nossa vida, veremos que a consciência não só faz muito, mas faz tudo por nós todos os dias. Até agora, fizemos comparações entre quem tem menos ou mais, mas não temos que nos comparar com ninguém. Estando plenos, a consciência não nos dará menos ou mais força, porque ela dá tudo a todos. É o mesmo que estar vivo. Quando alguém está vivo, está vivo – não está nem meio ou um décimo vivo. A vida é única em si. Os micróbios têm esse algo que é único, assim como as baleias, os ratos, as iguanas e nós.

Como seres humanos, estamos inseridos em uma rede que organiza, governa e administra a existência desde o mais ínfimo pensamento até a menor partícula subatômica. Chamemos essa rede de *matriz humana,* o ponto médio entre a consciência e o ego. Nessa matriz, a consciência cria uma organização adequada a nossa vida. Existe uma matriz diferente para cada ser vivo. Um esperma de baleia tem o corpo-mente organizado para mergulhar centenas de metros embaixo d'água a fim de localizar e se alimentar de lulas gigantes que vivem em sua própria matriz, assim como nós. Não se pode dizer que a matriz de um esperma de baleia seja mais primitiva que outras matrizes.

Ninguém sabe como a consciência cria uma matriz. Em primeiro lugar, o processo é invisível. E, em segundo, deixa pouquíssimas pistas. As reações químicas no interior da célula são organizadas à perfeição, mas desaparecem em milésimos de segundo. O pensamento passa uma mensagem importante e logo desaparece sem deixar rastro. A matriz humana é dinâmica, muda o tempo todo, o que funciona grandemente a nosso favor. Estamos imersos na plena capacidade da consciência trabalhando automaticamente para nós, e isso é tudo que precisamos saber.

Toda vez que temos um novo desejo ou uma nova ideia, a matriz entra em ação. Há muito tempo venho explorando a ligação entre física quântica e consciência. Atribuo meu fascínio por esse tema a uma citação de um eminente físico inglês, *Sir* Arthur Eddington: "Quando os elétrons vibram, o universo se agita". O mesmo se dá com a matriz humana. Cada desejo que temos, por menor que seja, vibra na consciência e provoca mudanças em sua estrutura vital.

Não se pode ver a capacidade de organização que existe por trás do que pensamos, dizemos e fazemos. Nenhum instrumento de medida é capaz de quantificar quanto amor sentimos, mas quem ama sente a imensa força que o amor tem. A matriz humana existe há centenas de milhares de anos e evolui a cada desenvolvimento do *Homo sapiens*. O cérebro superior de nossos remotos ancestrais da Idade da Pedra foi organizado de modo que a matemática, a literatura e a ciência já estavam previstas milhares de anos antes de cintilarem seus primeiros sinais. Nosso cérebro é formado por um DNA que é 85% igual ao dos camundongos, 95% igual ao dos gorilas e 99% como o dos chimpanzés, que são nossa relação genética mais próxima.

Mas é nessa pequena diferença que a matriz humana é criada. Ninguém sabe dizer como isso é possível, porque confiar no DNA para contar essa história é inadequado e enganoso. O *Homo sapiens* existe há não mais que duzentos mil anos, e os primeiros chimpanzés apareceram há dezoito milhões de anos. Eles também têm cérebro superior, mas uma matriz com potencial próximo de zero para a matemática, a literatura e a ciência. Eles ocupam uma matriz que é exclusivamente deles, e, se houver alguma evolução, ela acontece muito, muito lentamente. Presume-se, embora ninguém saiba ao certo, que os chimpanzés ancestrais se comportavam de modo muito semelhante aos de hoje.

Comparativamente, a matriz humana evoluiu à velocidade da luz. Se os humanos da Idade da Pedra tinham o potencial para a matemática, a literatura e a ciência, eles não sabiam disso, assim como um bebê de 2 anos não faz a menor ideia de que possui um potencial para a leitura. Ao aprender a ler, estaremos compensando um atraso evolucionário. É nossa consciência que, aos poucos, vai revelando seu potencial. E mesmo assim são passos que vieram do passado. Poder falar, ler e pensar racionalmente é uma herança que adquirimos automaticamente só pelo fato de termos nascido.

Quando alcançamos a maturidade, tornamo-nos uma referência dessa evolução no presente. Montados nos ombros de nossos ancestrais, empurramos a matriz humana – a parte que nos coube – até onde quisermos. E agora, aonde ir? Não existem mapas – e como poderiam existir com bilhões de pessoas fazendo suas escolhas constantemente, a cada instante? Mas, se olharmos para trás, veremos que os humanos estão conectados com milhares de registros históricos. Essas conexões são nosso potencial invisível, o que faz de nós a única espécie consciente. Podemos determinar um caminho evolucionário próprio.

Pare um pouco para refletir e olhe sua mão – observe como a consciência funciona. A mão humana tem 27 ossos, o mesmo número de ossos que a mão do chimpanzé. A diferença é que, quando a mão relaxa, nosso polegar repousa sobre a palma – é o polegar opositor de que falam os evolucionistas. Chimpanzés e outros primatas superiores também têm o polegar opositor, mas só é usado para descascar bananas, coçar o companheiro ou como ferramenta primitiva para apanhar os galhos que serão usados para alcançar as frutas mais altas.

O que faz do polegar opositor dos humanos um milagre evolucionário não acontece nos ossos. O milagre ocorre na consciência e por isso é invisível. O polegar opositor permite que os humanos façam trabalhos detalhados, como o artista usando um estilete para gravar linhas finíssimas em uma placa de cobre, como se vê no autorretrato de Rembrandt quando jovem, com um halo envolvendo os cabelos cacheados. (O "Autorretrato de Rembrandt" a que me refiro pode ser visto *on-line*.) Por mais hábeis que sejam os chimpanzés, eles não conseguem fazer o que Rembrandt fez, ou como fazem os artistas de rua com tubos de tinta *spray* nas paredes dos becos nova-iorquinos.

A finura de detalhes exigida para cortar um diamante, pintar um camafeu ou criar uma renda veneziana requer a presença do polegar opositor, mas ele é só uma ferramenta, um dispositivo da consciência. Sem ela, a ferramenta é inútil, ou de uso limitado entre os primatas.

Quando consideramos todos os setores de nossa vida, vemos que a matriz humana é única e nos envolve por inteiro.

A MATRIZ HUMANA
TUDO O QUE A CONSCIÊNCIA NOS DÁ

Biologia (organiza o funcionamento do corpo)
Instinto de sobrevivência (lutar ou correr)
Percepção (os cinco sentidos)
Psicologia (personalidade, emoções, humores etc.)
Pensamento racional
Vínculos sociais, relacionamentos pessoais
Linguagem
Criatividade
Curiosidade, descoberta, invenção
Autoconhecimento

Existem duas coisas extraordinárias nessa lista. A primeira é sua complexidade. Nenhum outro ser vivo usa a consciência de maneira tão diversa. A segunda é sua unidade. A consciência faz tudo de uma vez. Essas duas características combinadas – *diversidade e unidade* – definem a *totalidade*. Seria melhor não ter que usar termos abstratos como *totalidade,* mas há uma razão para isso. A totalidade não é uma experiência. Na matriz humana, tudo é coordenado ao mesmo tempo, mas as experiências ocorrem de forma isolada e separada.

Para contornar esse obstáculo, há um exercício que demonstra o que a totalidade faz quando não estamos vendo.

Leia a frase abaixo, que foi escolhida ao acaso, contando quantas vezes a letra *e* aparece e, ao mesmo tempo, procurando entender o significado dela.

Estima-se, embora não se saiba ao certo, que existem cerca de cem mil a um milhão de proteínas diferentes em nosso organismo.

Eu imagino que a mente resista a fazer as duas coisas ao mesmo tempo – ler a frase para entender o significado e contar quantas vezes a letra *e* aparece. Essa é uma limitação da experiência linear. No entanto, a consciência plena não tem nenhuma dificuldade de controlar tudo. Ainda assim, em todos os momentos da vida, a totalidade da consciência não tem nenhuma dificuldade de controlar tudo o que está listado na página 146, dos processos físicos a emoções, pensamentos racionais e outros – a matriz humana em sua totalidade. A matriz humana é o ponto mais alto que nossa consciência alcança nesta Terra. Reconhecer isso redefine quem somos, radicalmente.

Se entendermos o que é a plenitude, a totalidade, as expectativas normais serão inadequadas para descrever nossa força interior e exterior. Na verdade, não existe interior e exterior. A consciência plena governa a criação e desconsidera limites. A estrutura invisível que é a matriz humana expande o significado da meditação total, que deve ser abrangente e afetar a matriz humana em sua totalidade. Também aqui cabe a analogia com o oceano. Um dos aspectos mais notáveis, e angustiantes, das mudanças climáticas é influenciar rapidamente os oceanos, por menor que seja. Notícias alarmantes dão conta de que mais de um terço dos recifes de corais do planeta está seriamente danificado ou já morreu.

Ninguém esperava que o aquecimento dos mares teria efeitos tão drásticos. A Grande Barreira de Coral, na costa leste da Austrália, sofre com a súbita proliferação das estrelas-do-mar, que devoram amplas faixas de corais. Além disso, as ondas com temperatura mais elevada fustigam os corais, causando a morte das algas que os mantêm vivos.

As correntes marítimas também estão sendo afetadas, e a pesca sofre com isso – um ano de El Niño, com o aumento da temperatura e as chuvas mais fortes, determinou a sorte dos pescadores peruanos de anchovas, o principal meio de subsistência da economia nacional.

Já não nos surpreendem as constantes notícias do derretimento das camadas de gelo em ambos os polos, os ursos polares se afogando porque não conseguem nadar longas distâncias entre os campos de gelo, e as imensas porções das camadas de gelo da Antártida se soltando, derretendo e aumentando o nível dos oceanos. Ilhas rebaixadas como as Maldivas, no oceano Índico, já estão ameaçadas.

Além do calor, os oceanos absorvem os gases de efeito estufa. Se o sistema ficar sobrecarregado, a água se torna mais ácida (o principal fator da morte dos corais). Os catastrofistas apontam para a possibilidade de a atmosfera da Terra ficar muito envenenada para a vida humana, e isso também está relacionado aos oceanos.

Quando os peixes morrem, se os restos não forem comidos por outros peixes ou por pássaros, ficarão depositados no fundo do mar, apodrecerão e liberarão gás metano. O fundo do mar é frio o suficiente para conter o metano muito abaixo da superfície, mas com o aquecimento da água esses gases subirão e se espalharão pela atmosfera. Em grandes quantidades, o metano matará os seres vivos. No início, o planeta tinha na atmosfera grandes quantidades de metano, que desceu à superfície em níveis aceitáveis para que a vida surgisse. Os paleontólogos calculam cinco grandes extinções na história da Terra – tomadas em conjunto, elas varreram do planeta não só os dinossauros, mas cerca de um bilhão de formas de vida.

A liberação do metano dos oceanos durante ciclos de aquecimento pode ter sido a causa de algumas dessas extinções.

Sejamos otimistas, sejamos pessimistas quanto à habilidade humana de reter as mudanças climáticas, os oceanos respondem pela totalidade em um dos reinos da vida, e cada efeito, por menor que seja, que for causado pelas mudanças climáticas, responderá pela diversificação da matriz humana. Podemos observar, mapear e mensurar todo tipo de mudança nos oceanos, mas essa matriz sempre refletirá as correntes invisíveis da consciência que se movimentam em seu interior. Ao contrário do aquecimento dos mares, que reagem passivamente ao calor e aos gases do efeito estufa, a consciência sabe o que está acontecendo o tempo todo e apresenta novas respostas. Essa força dinâmica e infinita também se expressa por meio de cada um de nós – e como tudo que pertence à totalidade, nós *somos* essa força.

MEDITAÇÃO TOTAL
LIÇÃO 15: UNIDADE

Quando você alcança a consciência plena de fato, conhece o segredo da força infinita. Unidade soa como algo abstrato. Seria assustador se ver flutuando no mar com água por todo lado, até onde os olhos alcançam. Mas a experiência da Unidade não é assim. Cercar-se de consciência até onde os olhos alcançam é estar no centro da criação. A existência é exatamente assim quando estamos totalmente despertos. (Muitas tradições religiosas representam os seres divinos com olhos pelo corpo todo; a nota de um dólar tem um olho místico que tudo vê. Essas imagens buscam tornar visível o estado da consciência plena.)

Entretanto, nada obriga você a despertar. A Unidade já está se expressando no corpo-mente. A tarefa essencial é manter-se alinhado com a totalidade e não se opor a ela. Mas como fazer isso?

Você está alinhado com a Unidade sempre que:

Você se sente bem onde está
A vida transcorre tranquilamente, sem obstáculos e recuos
Os desejos se realizam sem nenhum esforço
Você tem prazer de estar aqui
Você se aceita sem julgamentos
Você se sente amparado pela Natureza

A última frase pode parecer estranha, mas é a mais importante. Estar amparado pela Natureza é a experiência de todos os seres vivos. Todas as criaturas estão adaptadas ao hábitat em que vivem. Por ser algo que acontece naturalmente, o golfinho, o porco-espinho ou o macaco Rhesus não precisam se preocupar com a Unidade. (Seria bom saber se os golfinhos se preocupam, porque parecem estar sempre rindo.) Conclui-se, então, que os seres vivos não se opõem nem desprezam o amparo da Natureza. O ser humano, porém, por viver em locais determinados por uma escolha, dispensa o amparo da Natureza.

Fazemos isso quando:

Descobrimos que podemos lutar ou fugir
Abandonamos comida, água e ar puro
Permitimos que medo e ódio ditem nosso comportamento
Permitimos que velhos hábitos e condicionamentos nos dominem
Esquecemos nosso papel como criadores da realidade

> No mundo em que vivemos, estar alinhado com a Unidade não faz parte da educação e do treinamento das crianças. Essa ausência abre espaço para muita confusão e muitas dúvidas. Se você não tem consciência de que a Natureza o ampara em tudo o que pensa, diz e faz, é muito fácil fazer escolhas que agridam você. A solução não é se esforçar mais para fazer escolhas melhores, porque sempre haverá consequências inesperadas. O segredo é se alinhar com a Unidade – em outras palavras, é praticar a meditação total.

FORÇAS OCULTAS

Não sabemos reconhecer a força que temos. Imersos na matriz humana, a vida segue sem limites claros e não usamos nada que se aproxime de uma força infinita. A força da qual poderíamos nos valer está fora do alcance de nossa vista. Não a vemos porque a vida é dominada pela voz dos pensamentos que passam dentro de nossa cabeça. Mas não estamos a salvo dessa narrativa. Ela nos afeta profundamente, e com o passar dos anos acabamos sendo o que pensamos. Resumindo, esse é o problema. Pensar não é a mesma coisa que tomar consciência de algo. Com frequência, pensar – e especialmente pensar demais – atrapalha a tomada de consciência.

Os psicólogos infantis informam que quando os pais dão ordens como "Arrume seu quarto", "Desligue a tevê", "Vá se deitar", as crianças ignoram facilmente. Mas, se os pais disserem algo que descreva a criança, especialmente se for uma descrição negativa, "Você não tem nenhuma graça", "Você é burro", "É malcriado", as palavras serão absorvidas e lembradas ao longo da vida. Se essas frases descritivas se repetirem e forem reforçadas por emoções fortes, o efeito será devastador. "Eu sou X" penetra no caráter da criança e evoca culpa, vergonha, baixa autoestima e outras palavras que só se justificam por terem sido proferidas pelos próprios pais e que permanecerão ecoando na cabeça da criança.

Essa voz dentro da cabeça evoca o passado. Além das palavras destrutivas ouvidas na infância, jogar a pessoa de volta ao passado vai impedir que ela esteja consciente no presente. A mente estará em qualquer lugar, mas a consciência está sempre no presente. E, se não estivermos no presente, a força da consciência evapora diante de nossos olhos, obscurecida pela tela dos pensamentos que definem o "eu", que é essa personalidade isolada do ego. Vejamos as seguintes comparações:

> *Estando conscientes, temos conhecimento ilimitado, possibilidades infinitas e uma conexão inquebrantável com a consciência pura.*
>
> *Nos pensamentos, temos conhecimento limitado, poucas possibilidades e uma conexão frágil com a consciência pura.*

Diante desse desajuste, não admira que sejamos forçados a confiar no ego – ele nos mantém ancorados no que ouvimos dentro da cabeça para levarmos adiante nossa história. Esse "eu" está conectado com as histórias de outras pessoas e não se sente só. Desde que as coisas se mantenham dessa maneira, não parece tão ruim "eu" me manter inconsciente. E pode até ser ignorado, como faz a grande maioria.

A voz dentro da cabeça conspira com o ego para nos dar uma sensação de identidade. Podemos olhar no espelho e ver uma pessoa conhecida, um profissional bem-sucedido, na faixa dos 40 anos, por exemplo, ou uma mulher que batalha para alimentar e vestir os filhos. Uma dessas identidades talvez seja mais desejável que a outra aos olhos da sociedade, mas ambas são reais e importantes para a própria pessoa.

Se quisermos melhorar de vida, o ego tratará de melhorar nossa história e será bem-sucedido. Mas é um tipo de sucesso que só disfarça o fato de que o ego nunca foi confiável nem indispensável. É, na verdade, um pacote de memórias, de impressões, de um gostar e desgostar, de condicionamentos sociais, crenças e negações. Esse pacote embalado atabalhoadamente sem nenhuma estrutura, com folhas de jornal trazidas pelo vento, quer nos convencer de que todo emaranhado de informações somos nós. Como seríamos se ao olhar no espelho não víssemos refletida nossa história embasada pelo ego?

Certamente seríamos muito melhores.

Nada do que é produzido pelo pensamento substitui a consciência. A identidade na qual estamos embrulhados inclui muita coisa falsa, nociva e de segunda mão. Por exemplo, tomemos a frase, "Não sou _____ o bastante". Preencha o espaço em branco com uma palavra que descreva algo que esteja lhe faltando, como "Não sou *inteligente* o bastante" ou *confiante, magro, atraente, rico* ou *bom*. As palavras não são apenas julgamentos, mas estão incorporadas à história de cada um. A voz dentro da cabeça está programada para lembrar julgamentos do passado, quando alguém significativo como o pai ou a mãe descreveram a pessoa como sendo má, estúpida, feia, entre outros adjetivos.

Essa nossa conversa deixa claro que temos de nos livrar dos autojulgamentos incorporados. Em outra parte deste livro, "Como enriquecer sua prática", vamos nos concentrar nesse processo e substituir nossa história por uma concepção baseada na consciência do momento, no aqui e agora. O indivíduo que existe no presente é o eu verdadeiro. O eu que está e sempre esteve conectado à consciência plena. O eu verdadeiro é a fonte de todos os valores mais altos de nossa vida, e é por meio dele que ocupamos nosso legítimo lugar na matriz humana.

Não temos que nos prender aos falsos apoios oferecidos pelo ego e pela voz dentro da cabeça. Assim que começamos a despertar, o processo da meditação total revela nosso eu verdadeiro.

Todas as dúvidas, os medos e os julgamentos que existiram até agora eram criações do ego para embasar nossa história e realizar um projeto pessoal, que é sobreviver. Quando nos desprendemos das limitações que nos parecem tão reais, fica muito claro que o ego, por sua própria natureza, é crítico, inseguro e medroso.

O que facilita esse processo de desprendimento é afastar os fantasmas e ver quem somos de fato. Os fantasmas podem ser assustadores, mas não têm realidade nem substância. Tudo o que é real e tem substância está entre o eu verdadeiro e as infinitas possibilidades da consciência. Já é hora de restabelecermos essa conexão e conhecermos a realidade.

7

DESPERTAR TODOS OS DIAS

É abandonar o pensamento convencional e buscar o lugar onde tudo é consciência. É aprender e aceitar que a realidade é dividida em dois domínios específicos e muito desiguais. A expressão subjetiva "lá fora" é a dominante. É onde o universo começou e provavelmente deve terminar, é o mesmo lugar onde bilhões de seres humanos nascem, vivem e morrem.

Já o "aqui dentro" denota apenas interesses efêmeros. O que e como a pessoa sente costuma ser muito menos importante do que ela faz para ganhar dinheiro, formar uma família e melhorar de vida. Esse mundo interior parece habitado por um bando heterogêneo de artistas e poetas, em vez de eles só o visitarem. Voltar-se para dentro não quer dizer muita coisa para os realistas mais radicais. Eles só acessam o mundo interior para fazer planos e decidir sobre coisas práticas.

Se examinarmos bem, o mundo subjetivo dá origem também aos santos e aos sábios. É onde os sábios encontram a sabedoria. É "aqui" que nasce o amor, mas também nascem o ódio, a inveja, o medo e a ansiedade. É difícil saber quando seremos consumidos pelos sentimentos, mas quem já foi rejeitado no amor ou terminou um relacionamento com amargura e ódio sabe muito bem o que isso significa. Entre os dois, o domínio objetivo parece sólido, previsível e útil, enquanto o subjetivo parece frágil, não confiável e instável demais para servir de amparo.

É praticamente improvável juntar os dois domínios em uma única realidade por serem tão diversos e mutuamente hostis. No trabalho, em uma disputa ou em emergências, ou mesmo em casa quando um adolescente recalcitrante se nega a fazer os deveres, a palavra de ordem é, "Não me importo como você sente, faça o que estou mandando". Mas "unir" é um conceito-chave da meditação total. Seja em que situação for, ou agimos de maneira consciente ou inconsciente. Tanto faz se ela for externa (cair a *internet*, furar um pneu ou pagar uma conta) ou interna (ficar deprimido, preocupar-se com dinheiro, sentir falta do filho ausente). Toda experiência envolve a mente, e a mente expressa nosso estado de consciência.

A classificação é fácil. Quando agimos inconscientemente, estamos dormindo; quando agimos conscientemente, estamos despertos. Esses rótulos simplificam porque permitem optar por uma coisa ou por outra. Ninguém está completamente adormecido ou desperto, mas a diferença é clara e pode ser identificada com facilidade.

ESTAR ADORMECIDO
COM INCONSCIÊNCIA

Agimos por hábito.
Obedecemos a impulsos.
Falamos sem pensar.
Confiamos em crenças e opiniões.
Reagimos por reflexo.
Decidimos antecipadamente o que é bom e o que não é.
Somos assolados por consequências imprevistas.
Preferimos nos conformar.
Fazemos julgamentos precipitados.
Agimos com raiva, medo e outras emoções negativas.
Negamos o que não queremos conhecer.

Essa lista pode incomodar. É chocante perceber que talvez não sejamos tão conscientes, maduros, ponderados e racionais como pensávamos. Em geral, estamos todos adormecidos. Além disso, refletindo sobre qualquer um desses itens, chegaremos à conclusão de como é desafiador mudar um comportamento. Mas muitas coisas que fazemos indicam que estamos despertos, tais como:

ESTAR DESPERTO
COM CONSCIÊNCIA

Pensamos antes de falar.
Avaliamos as opções antes de tomar decisões.
Reunimos os fatos.
Prevemos as consequências de nossos atos.
Ouvimos o que os outros estão dizendo.
Sentimos emoções, mas nem sempre agimos de acordo.
Controlamos os impulsos.
Planejamos.
Revemos os planos quando a situação muda.
Somos mais tolerantes ao conhecer a natureza humana.
Não tiramos conclusões precipitadas.
Não emitimos julgamentos.
Equilibramos conformismo com o direito de sermos diferentes.
Ficamos antenados com o que acontece a nossa volta e às pessoas.
Prestamos atenção.
Focamos nos problemas.

Basta correr os olhos por essas listas para saber que estar desperto é muito melhor do que o contrário. Realmente, passamos tanto tempo tomando consciência, apesar dos lapsos e das distrações habituais, que a iluminação não deve estar tão distante quanto as pessoas imaginam – e nem tão longe que não se possa imaginar que a iluminação seja uma meta realista para qualquer um que queira viver no mundo. A verdade é o oposto disso. Todo mundo é capaz de aprender a entrar em um estado de consciência superior, e uma vez iniciado o processo, estar plenamente desperto – o verdadeiro significado da iluminação – passa a ser uma realidade possível.

Se fôssemos um robô, poderíamos incluir em nosso *software* um programa em que todas as ações fossem geradas em um estado desperto. Mas esse programa não pode ser criado, porque os robôs fazem escolhas a partir de instruções predeterminadas. Estar desperto é o oposto de predeterminado. Quando estamos despertos, podemos escolher livremente infinitas possibilidades. Na medida do possível, criamos nossa realidade nas asas da inspiração e percebemos o momento em que ela se apresenta. A inspiração e a percepção são, pela própria natureza, imprevisíveis.

A vida desperta esclarece o que estaria confuso se estivéssemos adormecidos – educar os filhos, por exemplo. Sendo bons pais, temos consciência de que agimos como adultos, ao passo que outros nem tão bons agem como crianças ou adolescentes e não percebem o que se passa. Ninguém nasce sabendo ser bom pai ou boa mãe, mas, quando os pais não são conscientes, provavelmente não darão direções claras aos filhos sobre certas necessidades básicas, como saber ler e escrever, comer comida saudável em vez de industrializada, relacionar-se bem com o próximo em vez de atacar emocionalmente e todo o resto que o adulto consciente conhece.

O desenvolvimento de uma criança depende de pais estáveis que não se comportam como crianças. Se a mãe tem um ataque toda vez que seu filho de 2 anos faz birra, ou se o pai dá de ombros toda vez que o filho ataca o pote de biscoitos, a função dos pais se transforma em mensagens caóticas e confusas. Os psicólogos concluíram que toda criança espera receber "uma boa educação". Infelizmente, o mundo está cheio de mães e pais que repetem comportamentos inconscientes remanescentes dos comportamentos que aprenderam com seus pais imperfeitos.

É inevitável que os pais transmitam lições boas e ruins porque só conseguem agir a partir do grau de consciência em que se encontram. Além disso, estão tão adormecidos e perdidos quanto qualquer um de nós. Seríamos mais tolerantes e mais realistas em relação aos nossos pais se aceitássemos o axioma de que não se pode pedir o que o outro não tem para dar. Outros axiomas são igualmente verdadeiros e úteis.

A meditação total nos desperta desse sono, mas o despertar não acontece abordando cada item da lista de comportamentos inconscientes, um após o outro. Estar adormecido ou desperto são estados completamente diferentes, e o perigo é trocar um pelo outro. É preciso acontecer uma transformação. Se já é tão difícil mudar um pequeno comportamento, quais as chances de a transformação, que envolve o corpo-mente por inteiro, ser possível? A transformação é o grande desafio da meditação total.

MEDITAÇÃO TOTAL
LIÇÃO 16: TRANSFORMAÇÃO

A vida desperta não envolve mudanças pequenas e graduais, mas algo radical e completo: uma transformação. E para que essa transformação seja possível é preciso ter visão e comprometimento. A maioria das pessoas tem sentimentos contraditórios sobre o que acontece na vida delas. "Aceite tanto o amargo quanto o doce", diz um antigo ditado, que expressa uma experiência universal.

Entretanto, apesar das inúmeras bênçãos que recebemos da vida, uma tendência contrária se fundamenta em um profundo desejo de transformação. Esse desejo se expressa por meio da religião, em imagens de um Paraíso que nos concederá a graça eterna; da literatura romântica, na ideia de amor perfeito; ou de utopias como o Paraíso perdido e a era dourada.

Seria o desejo de transformação a mera necessidade de uma realização pessoal, como sonhar com o que faremos se ganharmos na loteria? Os mais pragmáticos abandonam a fantasia e concentram sua energia em algo mais produtivo para, aos poucos, melhorar de situação. (Pelo menos um *best-seller* promete mostrar como ser 10% mais feliz — melhor uma caderneta de poupança com rendimento pequeno e seguro do que obter lucros maiores e muito mais arriscados.) Mesmo assim, metas tão modestas nem sempre são alcançadas. Nós nos contentamos com meio pão, ou até menos, pois o bom senso nos diz o que fazer.

Mas a questão é muito mais profunda. A transformação acontece em toda a Natureza. Veja a mudança que ocorre quando dois gases invisíveis, oxigênio e hidrogênio, se combinam para formar um líquido, a água, que é não inflamável e é capaz de apagar o fogo. A natureza essencial dos dois ingredientes não nos dá nenhuma pista de que se transformariam tanto! Mas é assim que se dá a transformação, em contraste com a mudança lenta e gradual.

E o que significa a transformação pessoal? Apesar de as pessoas resistirem tanto em mudar – presas a crenças, medos, preconceitos e hábitos sem nenhuma razão racional –, na experiência diária somos seres em transformação.

- Quando você pensa, o silêncio mental transforma-se em uma voz na cabeça.
- Quando enxerga um objeto, sinais elétricos invisíveis no interior do cérebro transformam esse objeto em cores e formas.
- O sentido da visão capta minúsculos pontos que individualmente não se movem, mas na mente se transformam em um mundo movimentado como nos filmes, em que sequências de imagens imóveis são projetadas em velocidade.
- Diante de uma ameaça inesperada, o equilíbrio do corpo em repouso é prontamente transformado em estado de luta ou fuga.
- A frase "eu te amo" dita pela pessoa certa no momento certo provoca uma transformação psicológica conhecida como estar apaixonado.

> Nenhuma dessas experiências acontece por meio de uma mudança lenta e gradual. Uma alteração súbita transforma um estado em outro completamente diferente. E o estado inicial não dá nenhuma pista de como será o novo estado. Por isso, quando alguém se apaixona pela primeira vez costuma dizer: "Não sabia que isso existia".
>
> Por que, então, a transformação parece ser algo tão raro e tão distante? A resposta está nas atitudes perante a mudança. Obviamente, nossa sociedade organizada tende para o conformismo, a rotina e o convencionalismo. Somos pressionados a não ser diferentes. Mas isso não altera o fato de que estamos rodeados por transformações na Natureza. Além disso, o cérebro humano não poderia transformar os sinais brutos recebidos pelos cinco sentidos em imagens tridimensionais.
>
> A lição aqui é aceitar que a transformação está sempre a seu alcance e não exige de você nenhum esforço ou sacrifício.

"O QUE DEVO FAZER?"

O ser humano não se satisfaz ao obter tudo o que quer no mundo exterior. A satisfação interior também é muito importante. Um estilo de vida devotado à consciência satisfaz duplamente. É uma perspectiva atraente, apesar de muitos, provavelmente a maioria, se perguntarem: "E o que devo fazer?" A resposta é: *Viva como se estivesse plenamente desperto*. Estando plenamente desperto, as verdades a seguir serão indiscutíveis:

Tudo na vida é expressão de nossa consciência.
Temos acesso direto à fonte, à consciência pura.
Alcançamos um equilíbrio dinâmico perfeito.
Confiamos que nossos impulsos e desejos são benéficos.
Criamos nossa realidade pessoal.
Infinitas possibilidades brotam da vida o tempo todo.

Como uma espécie de "fingir até ser o que se pretende ser", viver de acordo com essas verdades é muito melhor do que esperar que sejam reveladas na iluminação. São verdades que estão além de nossa percepção limitada, assim como não percebemos a luz ultravioleta, mas nos protegemos dos raios solares. Como também não percebemos a força de um impacto em alta velocidade, mas usamos cinto de segurança. Porque a vida de todos se mistura, já estamos acordados parte do tempo. O truque é se pegar dormindo, ou seja, agindo inconscientemente.

Para nossa surpresa, é aqui que o eu dividido tem utilidade, porque estamos acostumados a estar mentalmente em dois lugares ao mesmo tempo. Nossa atenção se divide o tempo todo. Fingimos ouvir quando pensamos em outra coisa. Escondemos o impulso sexual quando devemos nos comportar como um adulto racional. Disfarçamos a aversão que sentimos por alguém agindo com simpatia e educação. Devaneios, fantasias e desejos vagueiam por tudo o que fazemos.

A atenção dividida é muito útil quando está a serviço do despertar. A consciência é favorecida quando estamos em dois lugares ao mesmo tempo. É quando entrar no estado desperto não exige nenhum esforço. Entrando nesse estado muitas vezes ao dia, reeducamos o corpo-mente em várias ocasiões até permanecermos na consciência com naturalidade. É surpreendente quantas coisas podemos fazer sem nenhum esforço e, ao mesmo tempo, com muita competência.

MODOS MAIS FÁCEIS DE DESPERTAR

Quando a mente vagueia, devemos recuperar o foco.
Ao notar uma sensação sutil no corpo, devemos prestar atenção.
Se estamos tensos, temos de nos afastar da situação o mais rápido possível.
Quando desequilibrados, concentremo-nos.
Se a mente estiver esgotada, devemos procurar um lugar silencioso e calmo.
Antes de nos opor ou resistir, devemos avaliar a situação.
Se algo nos traz desgosto ou causa aversão, é melhor assumir o sentimento.
Se percebemos que estamos causando desconforto a alguém, devemos parar o que estamos fazendo.
Se temos certeza, devemos deixar que os outros falem o que quiserem.
Quando quisermos controlar, temos de nos perguntar se gostaríamos de ser controlados.
Quando os ânimos estiverem acirrados, não devemos tomar decisões.
Quando em dúvida, não devemos escolher nada.
Antes de nos defender, devemos reconhecer a própria insegurança.
Se quisermos vencer, não devemos encarar a situação como sendo competitiva – devemos tentar a cooperação.
Se quisermos mostrar que temos razão, devemos considerar como nos sentimos quando nos dizem que estamos errados.
Antes de reagir a uma crítica, devemos aceitá-la como justa.

Em todas essas situações, começamos a agir como se já estivéssemos acordados, e por um momento estamos mesmo. Acordar é uma palavra que precisa ser bem entendida. Por estarmos sempre no controle e acharmos que temos razão, é bem mais difícil mudar um comportamento viciado. Mas podemos ter consciência de que é assim que nos comportamos, parar um segundo em vez de ir aonde o hábito queira nos levar. (O capítulo 5, "Sair da imobilidade", pp. 121-134, discute a síndrome da imobilidade e os comportamentos viciados que todo mundo tem e o que fazer para mudar.)

Mesmo sem praticar e sem querer ser perfeito o tempo todo, todos nós podemos acender uma luz e acordar. Não há nada novo para aprender, embora seja preciso uma atenção constante para nos livrarmos desse hábito de estar inconsciente. Estar desperto é nosso estado natural. Nossas células têm esse conhecimento e é por isso que nos ajudam a despertar.

Vejamos um exemplo. No útero, as células do coração começam a se formar dezoito ou dezenove dias após a fertilização do óvulo. Ao examinar o embrião, o olho treinado detecta as pulsações de um coração que está ganhando uma identidade. E só por isso um biólogo celular sabe o que procurar. Se pudéssemos imaginar nós mesmos como a primeira célula do coração, duas semanas atrás não existiríamos. Depois disso, começamos a existir como uma bolha repleta de sinais elétricos e químicos flutuando no caos. Não sabemos qual será nosso papel porque não há mais nada que possa nos dizer.

Nossa identidade nada mais é que aquela célula que apareceu ali e, de repente, começou a se transformar. Uma pequenina parte de nós, o DNA em nossos núcleos, muito mais sábio do que nós, revela o que precisamos saber naquele momento. Em um plano maior, a tarefa é imensa e está muito além de nossa imaginação. Para formar os dois trilhões de células de um bebê, o ovo original fertilizado se divide não um milhão nem centenas ou milhares de vezes. Ele precisa de apenas quarenta divisões celulares para sair da bolha e ir para o coração, o cérebro, os pulmões, os rins e todo o resto.

Como células do coração, temos a sorte de não saber que bateríamos umas oitenta vezes por minuto, 115 mil vezes por dia, ou que bateríamos mais de três bilhões de vezes durante oitenta anos. Isso explica por que a engenharia avançada criou bombas cardíacas muito eficientes de metal e de plástico, mas cuja capacidade de bombeamento não se aproxima à do coração, ou por que um coração artificial não consegue manter vivo um paciente mais de algumas poucas horas quando implantado no organismo.

Preparadas para uma vida difícil – um coração saudável bombeia mais de 7 mil litros de sangue diários –, as células cardíacas acumulam várias funções. Além de bombear o sangue, têm que construir quatro câmaras (dois ventrículos e dois átrios) no coração embrionário, com as respectivas válvulas; desenvolver as artérias coronárias, que trarão de volta o sangue oxigenado; aprender a usar os impulsos elétricos que coordenarão batimentos uniformes; e se manter conectadas a um sistema nervoso central, que envia mensagens do cérebro sobre o que fazer.

Transpondo esse modelo para nossa vida pessoal com seus inúmeros processos sobrepostos, as semelhanças são inúmeras. Temos que viver no momento presente com firmeza de propósito. Temos que permitir que a vida transcorra normalmente sem que saibamos o que nos reserva o futuro. E em algum nível confiar que a consciência nos levará pela direção certa. Essas são as bases, os fundamentos, de estar desperto.

No entanto, nossa vida pessoal é diferente da vida de uma célula cardíaca em um aspecto importante. As cirurgias coronárias são suficientemente complexas para preencher livros de medicina, mas as células cardíacas não podem se afastar do modelo biológico ao qual estão vinculadas. Nós, porém, estamos sempre nos afastando – abrimos os caminhos de acordo com nossas escolhas. Não há limites para o ser humano. Por isso, o corpo físico é chamado de "veículo" em muitas tradições religiosas ocidentais. Como um barco ou um carro, ele nos leva aonde queremos ir, servindo a objetivos definidos por desejos, aspirações, sonhos, medos, expectativas e ansiedades – um emaranhado de impulsos que estão por trás de nossas perambulações que não pararão durante toda a vida.

Transformar a desconcertante desordem da vida em algo organizado e significativo é um desafio com o qual nos confrontamos a todo momento. No final do dia teremos decidido dezenas de vezes se era melhor estar acordado ou dormindo. Cada fibra de nosso ser está programada para responder à mais discreta das intenções. Assim tem sido desde quando fomos concebidos. A consciência plena sempre esteve presente. O desenvolvimento no útero se deu integralmente, e não de forma fragmentada. Mesmo quando as células do coração se diferenciavam das células do cérebro ou das do fígado, todas tiveram contato entre si íntima e intrincadamente.

A capacidade da Natureza de proteger a regularidade e manter o caos a distância é quase milagrosa. A margem de erro é microscópica. Se as células do coração não estiverem em perfeita comunicação, os batimentos uniformes do coração passarão a ser uma pulsação irregular e caótica chamada fibrilação. É uma das coisas mais assustadoras que um cardiologista pode enfrentar, porque em poucos minutos o coração pode cometer suicídio, literalmente. Mas como o coração tem mecanismos seguros para evitar a catástrofe, e a imunidade também está presente no sistema, costuma ser inofensivo quando o coração perde o ritmo ou a pessoa tem um sopro cardíaco benigno.

Aplicando a regularidade do coração em nossa vida, podemos viver em uma considerável desordem sem repercussões imediatas. A lenidade da consciência é, de fato, praticamente ilimitada. Fumantes inveterados que mantêm uma corrente constante de carcinógenos em seus pulmões têm entre 85% e 90% de probabilidade de não desenvolver câncer pulmonar. A pessoa mais idosa de que se tem registro, a francesa Jeanne Calment, foi apresentada ao cigarro por seu marido. Nunca foi uma fumante inveterada, mas fumou um cigarro ou um charuto após as refeições até os 117 anos de idade. E quando parou de fumar viveu mais cinco anos. É claro que essa não é a norma. O que quero salientar é que a consciência é tão adaptável que os seres humanos estão equipados para sobreviver sob as condições mais adversas, muitas vezes devastadoras. A consciência cuida de nós até mesmo quando não nos cuidamos.

MEDITAÇÃO TOTAL
LIÇÃO 17: PERCEPÇÃO

"Não se pode mudar o que não é percebido" é um axioma que aparece constantemente neste livro. Perceber é sinônimo de ter consciência. E isso é bom. Mantém você no momento presente. Implica estar alerta e aberto para novas experiências. A atenção plena também é importante: é se abrir para o momento presente, em vez de ficar preso em algum resultado que você deseje ou tema.

Mas a atenção plena tem um paradoxo que lhe é intrínseco. Como lembrar de prestar a atenção quando você está afastado do momento presente? É preciso atenção plena para perceber que está longe e não está atento. Dizer a alguém, "preste atenção", é o mesmo que dizer "não se esqueça de se lembrar".

Felizmente, esse é um paradoxo que pode ser superado. A mente é feita para perceber tudo, coisas inconscientes inclusive. A maioria das pessoas consegue acordar a uma determinada hora sem precisar de despertador. A mente percebe que horas são até quando você está dormindo.

Estamos tão acostumados a usar a mente pensante que não somos capazes de imaginar quantas coisas a consciência faz além de pensar. O que de fato acontece quando você enxerga um amigo no meio da multidão, ou encontra algo que o agrada no cardápio de um restaurante, ou admira uma pessoa bonita? Um interruptor é acionado e você começa a prestar atenção.

O percebido ganha destaque em meio a muitas outras coisas que nem sequer foram notadas. Ao ver o amigo, você ignora quem está em volta dele.

É muito simples acionar um interruptor, mas perceber é algo extremamente forte. Veja os seguintes exemplos:

- Em 1928, o médico escocês Alexander Fleming retorna das férias e descobre, para seu dissabor, que um bolor esverdeado estragou algumas amostras de cultura de bactérias. Em vez de jogar no lixo os espécimes estragados, percebeu que as bactérias tinham sido mortas por esse bolor. Essa percepção foi o "estalo" que o levou a descobrir a penicilina.
- Por ser impossível determinar quando uma pedra foi escavada, a data da construção de Stonehenge se perdeu no tempo e ninguém sabia por que os habitantes pré-históricos da Bretanha teriam erigido aquele monumento. O enigma se estendeu por séculos até a década de 1960, quando o astrônomo Gerald Hawkins percebeu que o alinhamento das pedras servia para monitorar eventos astronômicos, como equinócios, solstícios e eclipses. Embora discutível, esse momento de inspiração se tornou uma explicação viável para a existência de Stonehenge.

Esses dois exemplos servem para mostrar que por trás de um simples ato de percepção há sempre um objetivo. Nada é percebido aleatoriamente. Pelo contrário, percebemos:

O que estamos buscando
O que julgamos negativamente
O que tememos
O que nos atrai
O que nos oferece uma solução ou explicação

São esses os ingredientes de todos os objetivos, embora eles nunca coincidam. A meditação total tem um objetivo próprio, que é evolutivo. O objetivo é a atenção, ou seja, você perceber oportunidades de estar mais consciente. Perceber quando dorme e age inconscientemente é uma parte desse objetivo. Mas o objetivo da meditação total tem outras dimensões:

- Perceber quando alguém quer atenção e reconhecimento.
- Perceber a oportunidade de prestar um serviço, de ser útil.
- Perceber oportunidades de ser gentil.
- Perceber quando é preciso ajudar.
- Perceber a beleza da Natureza.

Ao ajustar seus objetivos interiormente, isso ajuda você a não perder as oportunidades de reconfigurar a consciência profunda. Assim como seu relógio interior sabe a que horas você tem que acordar, mesmo dormindo profundamente, a consciência profunda é muito mais sábia do que a mente pensante. Resumindo, a consciência profunda é fonte do que há de mais valioso na existência humana, que é o amor, a compaixão, a criatividade, a curiosidade, a descoberta, a inteligência e a evolução.

Quem se predispõe a não perder nenhuma oportunidade perceberá isso cada vez mais. Alexander Fleming estava preparado para descobrir a penicilina porque já fizera importantes descobertas. A mãe amorosa está preparada para perceber se a criança não se sente bem, mesmo que ninguém mais perceba.

A percepção abre as portas da consciência. O que você vai fazer com isso depende de você. Em meditação total você vai perceber muito mais, mas não precisa agir de determinada maneira. A consciência pode realizar o que for e a recompensa será a própria consciência.

Na tradição iogue, a conscientização serve para alcançar principalmente três objetivos: devoção, ação e conhecimento. Acima disso está Raja-Ioga, a "ioga real", que não tem meta nem objetivos específicos. Raja-Ioga é, em si mesma, o despertar pleno, não importa o que vier. A vida em liberdade não precisa de justificativa.

Em seu cotidiano, mudar de objetivo também implica abandonar um tipo de percepção que não tem mais serventia para sua evolução pessoal. Perceber as falhas de outras pessoas, querer corrigi-las na primeira oportunidade, assumir o papel de quem dita as regras, julgar alguém como vencedor ou perdedor são percepções erradas. Não se pode negar que a percepção tenha um lado bastante negativo. É difícil perceber alguma coisa e não julgar imediatamente.

Na meditação total, o importante é ter consciência de seus julgamentos e não continuar julgando. Somos especialistas em gostar e não gostar, aceitar e rejeitar, sentir atração e aversão. Nossos objetivos são definidos

> por esses opostos. Mas, se substituir isso por uma nova programação, você pode mudar, e com o tempo perceber será cada vez mais enriquecedor. Não julgar começa por evitar aquelas pessoas que são negativas. A percepção não é aleatória. Agora mesmo você já pode reconhecer as oportunidades que se apresentam para despertar. Só isso acelera, e muito, sua evolução pessoal.

NÃO EXISTE NENHUM PLANO

O futuro é desconhecido e imprevisível, seja em relação a décadas, seja em relação a anos ou minutos. Nosso próximo pensamento é tão desconhecido quanto será o mundo daqui a um século. Diante desse fato, fazemos planos, alguns se concretizam, mas até isso é imprevisível. Mas podemos ter outra perspectiva. Podemos planejar a vida e chegar a uma verdade fundamental: não existe nenhum plano. De alguma forma, sabemos disso instintivamente, mas a reação que temos não é a felicidade incondicional. "Não ter nenhum plano" significa que o tempo todo estaremos diante do desconhecido. Seria uma oportunidade criativa ou um motivo para ter medo?

Como tudo na vida, a coexistência de emoções opostas é inquietante. Sentimos felicidade e medo ao mesmo tempo, sem permanecer em um ou em outro estado. Também somos livres e limitados ao mesmo tempo: insistimos em ser individuais, que é uma expressão de liberdade, da mesma maneira que aceitamos nos adaptar à sociedade, que é uma expressão dos limites autoimpostos. Não se adaptar implica ser ameaçado de punição, como bem sabem os adolescentes que sofrem agressões nas redes sociais. Não importa quanto medo, incerteza ou dúvida possamos ter, basta colocar a máscara e esconder sentimentos tão vexatórios que tudo se resolve. O ser humano tem a capacidade infinita de ser duas coisas ao mesmo tempo. Nos estados totalitários, o cidadão sente um medo terrível e ao mesmo tempo marcha em honra de seu "líder querido".

Um livro de autoajuda que já se tornou um clássico é *Feel the Fear and Do It Anyway* [Sinta medo e faça mesmo assim], de Susan Jeffer. O título já é um bom conselho, mas o que as pessoas costumam fazer é sentir medo e correr, não sentir medo ou se recusarem a reconhecer que sentem. Em outras palavras, compensamos o tempo todo. Buscamos alternativas para conviver não só com o medo, mas com todo tipo de experiência indesejável. Aparentar tranquilidade é só o começo; contornamos situações de maneira tão convincente que passamos a acreditar que está tudo bem. Pensemos na quantidade de casamentos em que um dos cônjuges acredita que tudo caminha às mil maravilhas enquanto o outro só pensa em sair de casa.

Grande parte do comprometimento, do conformismo e do comportamento compensatório seria desnecessária se aceitássemos, de uma vez por todas, que não existe nenhum plano. O desconhecido está presente a todo momento. Ou transformamos esse fato em uma fonte de otimismo, criatividade e felicidade, ou passaremos a vida inteira tentando compensar sentimentos dos quais não conseguimos nos livrar e uma insegurança que nunca abranda. O coração não consegue prever quando o ritmo dos batimentos vai acelerar ou diminuir. Os pulmões não sabem quando estarão ofegando por oxigênio ou respirando em total relaxamento. Nem mesmo esses órgãos, que funcionam a partir de um modelo fixo de comportamento, seguem qualquer tipo de plano.

No entanto, no horizonte desconhecido existe uma possibilidade que só se apresenta ao *Homo sapiens* – que é despertar. Quando estamos plenamente conscientes, não tememos o desconhecido porque não é uma ameaça nem uma oportunidade. Esses termos pertencem ao campo dos opostos, e o mundo do isto-ou-aquilo só existe por pura inércia de nossa parte. A mente humana é treinada para aceitar e rejeitar, sentir atração e repulsa, julgar o outro (e a si mesmo) como bom e mau. "Não ter nenhum plano" significa abandonar esse aprendizado que tem como única função tornar a vida o mais previsível possível.

A necessidade de previsibilidade deveria se limitar a coisas como as condições do tempo, a eletricidade que usamos em casa, a confiabilidade dos aparelhos eletrodomésticos. Todo limite imposto à liberdade de pensar, imaginar, criar, explorar, descobrir e evoluir livremente é autocriado e derrotista. Um motivo básico para levar a vida como se estivéssemos plenamente despertos é que já estamos fazendo isso, mas ainda não sabemos. A mente se esconde na própria mente. Cria seus próprios limites, se aprisiona dentro deles e se esquece de que é possível desfazer o que fazemos.

É esse paradoxo que a meditação total vai desenredar. A partir dessa desordem desconcertante, podemos despertar para a clareza e a certeza, primeiro sabendo claramente quem somos e depois o que viemos fazer aqui.

MEDITAÇÃO TOTAL
LIÇÃO 18: ESPONTANEIDADE

A liberdade plena é a meta da meditação total. Entretanto, da maneira como a entendemos, a palavra *livre* tem limites rígidos. Algumas experiências nos assustam e nos aborrecem. Dizemos a nós mesmos que muita coisa está além de nosso alcance.

Há uma distância muito grande entre liberdade limitada e liberdade plena. A primeira se baseia no que podemos esperar razoavelmente da vida. A segunda começa a olhar para a vida como um campo de possibilidades infinitas. É preciso estar muito seguro do que se quer para que a liberdade plena seja mais do que um sonho impossível. Queremos mesmo não ter nenhum limite? O resultado poderia ser uma desilusão ou pura anarquia.

Por sermos humanos, nos dividimos entre o que queremos e o que podemos fazer. Nenhum outro ser vivo tem esse tipo de incerteza. Se um tigre se voltar contra o treinador e o ferir mortalmente, não sentirá nenhum remorso. Só para os humanos o animal deixará de ser bom e passará a ser mau. Essa ameaça não faz parte de nosso cotidiano e mesmo assim continuamos negociando com nossos desejos, tentando realizar alguns e reprimindo outros.

O problema é a espontaneidade. A sociedade desconfia erroneamente do comportamento espontâneo e cria leis e regras para contê-lo. As autoridades acreditam que a imposição de regras é o caminho mais seguro para manter as pessoas na linha. Essa atitude alcança extremos inimagináveis. Nos Estados Unidos, por exemplo, se vamos a um banco pedir um empréstimo, o procedimento normal é o banco checar sua carta de crédito, seus recursos e a fatura do seu cartão de crédito. Na China, contudo, as agências eletrônicas de empréstimo usam dados armazenados em nuvem para verificar seu perfil. Um solicitante que possua um *smartphone* é aceito ou rejeitado para receber o empréstimo em um décimo de segundo, depois que a agência checou cinco mil (!) dados pessoais, entre eles se sua mão tremeu ao preencher o formulário ou até quanto ele deixa a bateria de seu celular descarregar antes de recarregá-la.

Todos nós gostamos de impor regras a nós mesmos — não precisamos que nenhuma figura pública faça isso por nós. Ter disciplina e controlar os impulsos são comportamentos esperados de uma pessoa madura. Existe um experimento famoso na psicologia infantil em que a criança se senta diante de uma mesa com um *marshmallow* a sua frente. A pesquisadora diz a ela que pode comer o *marshmallow* agora, mas, se esperar cinco minutos, ganhará mais *marshmallow*. A pesquisadora sai da sala e observa o que acontece atrás de um espelho de dupla face. Algumas crianças ficam inquietas, lutando contra um impulso de gratificação imediata, outras agarram o *marshmallow* no mesmo instante e outras esperam pacientemente por cinco minutos. (O vídeo desse experimento — "The Marshmallow Test" — pode ser visto no YouTube.)

Esse experimento mostra que desde muito cedo temos predisposição para controlar (ou não) nossos impulsos. O comportamento esperado pela sociedade é que a criança que se controla ganhe a recompensa. Entretanto, as maiores recompensas da vida envolvem a espontaneidade, como apaixonar-se, apreciar o belo, compor uma música, fazer arte, surpreender-se com novas descobertas ou ter uma experiência elevada.

O que fazer para a espontaneidade ser enriquecedora, sem que se tenha necessidade de reprimi-la? Nós policiamos nossos impulsos por temer que a espontaneidade nos crie constrangimentos, rejeição, vergonha ou culpa. Mas os impulsos são poderosos mecanismos de sobrevivência da psique humana. Pequenas infrações, como jogar uma goma de mascar na calçada, podem ter sérias consequências em Cingapura (o paraíso das regras), enquanto a tecnologia digital avançada na China permite que o rosto de um pedestre infrator apareça imediatamente em uma tela pública, para que ele passe vergonha diante dos demais transeuntes.

Todo mundo tem um equilíbrio entre "tudo é permitido" e "tudo é proibido", mesmo sem conhecer os limites. Para uns, um campo de nudismo traduz a ideia de liberdade; para outros, isso pode ser uma humilhação pública. Para a maioria das pessoas, comer cinco cachorros-quentes de uma vez indica total falta de controle do impulso, mas em 2018 um homem estabeleceu um recorde mundial em Coney Island consumindo 74 desses sanduíches em dez minutos. ("Estou me sentindo muito bem", anunciou o vencedor após ingerir 21 mil calorias.)

A solução para nosso conflito interior é permitir que a espontaneidade seja natural e não reprimida. Isso só é possível quando temos consciência plena. Caso contrário, continuaremos presos a limitações autoimpostas, obediência às regras, temor de passar por constrangimentos e humilhações e outras preocupações similares que são naturais para quem passa a vida seguindo os ditames do ego. Não é possível resolver no nível da consciência os conflitos internos que são criados por um eu dividido.

A guerra que travamos com nossos desejos acontece no eu dividido. Tentar resolver um conflito por vez é inútil e não vai funcionar, porque muita coisa terá que ser abandonada. Julgamentos de todo tipo, crenças, medo das consequências, lembranças de antigos constrangimentos e inibições causadas por pressões sociais, tudo isso entra em ação quando queremos ser espontâneos. O eu dividido ao menos tem a sabedoria de não confiar em si mesmo.

Felizmente, somos livres para cultivar nossos momentos de espontaneidade e, se estivermos despertos o suficiente, poderemos experimentar o riso, a alegria e a leveza em todos os momentos da vida (como se isso não fosse a norma). A verdade espiritual profunda é absoluta e envolve essa liberdade. Quando voltamos para dentro de nós, não há mais nada a temer, nada a esconder. O efeito nocivo de reprimir a si mesmo diminui a cada passo que damos para nos livrarmos do autojulgamento. O mau comportamento só é sedutor quando é proibido; é como deixar o *marshmallow* ao alcance da criança e dizer para ela não pegar. Todos nós sabemos o que acontece quando a mãe dá as costas.

Nesse momento, somos tanto quem faz as regras quanto o rebelde que as quebra. É preciso entrar na consciência para não estar dividido. Não fomos feitos para nos condenarmos e nos defendermos ao mesmo tempo, mas para que a próxima coisa que quisermos fazer seja a melhor para nós. É uma maneira de pensar radicalmente diferente daquela que a sociedade nos faz acreditar, mas quando adotamos um estilo de vida fundamentado na consciência, a realidade é outra. A espontaneidade é a essência da vida e a alma da criatividade.

Como Enriquecer sua Prática

SENTIR O MILAGRE

10 EXERCÍCIOS FÁCEIS

Se, neste momento, você estivesse plenamente desperto, sentiria que sua vida é um milagre. Se não tiver esse sentimento, não é um milagre. Deveríamos levar a sério a famosa frase de Einstein: "Existem só duas maneiras de se viver. Uma delas é como se nada fosse milagre. E a outra é como se tudo fosse milagre". São palavras inspiradoras. Mas como é viver consciente de que tudo é um milagre?

A seguir, dez exercícios de meditação total que nos ajudarão a responder a essa pergunta. Em cada um deles vamos escolher uma experiência do cotidiano e vê-la com novos olhos. O objetivo não é entrar em contato com um milagre religioso ou algo sobrenatural. A vida diária é, em si, um milagre. A cada volta que o mundo dá estamos imersos em mistérios, e não importa se podemos ou não explicar os milagres, porque eles continuam acontecendo.

A maneira de vê-los muda porque estaremos mais próximos de nossa fonte de consciência pura – ela é a criadora de tudo que evoca o milagroso em nossa vida. Não há nada mais básico que isso. Se quiséssemos viver como se não existissem milagres, nos bastaria a visão científica, porque o que a ciência faz é explicar da melhor forma possível os fenômenos físicos. Isso não significa que eu esteja desvalorizando a ciência – é indiscutível que estamos cercados por tecnologia avançada e todos os benefícios que ela oferece (além de seus perigos ocultos e outros nem tanto).

O problema da visão científica não é negar a possibilidade de os milagres acontecerem, embora certamente o faça. É que até muito recentemente a consciência não tinha lugar na história da ciência. Foi só na década de 2010 que a "difícil tarefa" de explicar de onde vem a consciência começou a atrair o interesse científico, quando os cientistas tomaram como certos dois pressupostos. Um deles é que a consciência não precisa ser explicada – pode ser aceita como fato, tal como o ar que respiramos. O segundo é que, ao definir o que é a consciência, eles o fizeram nos limites dos processos físicos. Basicamente, a mente revelará todos os seus segredos quando a neurociência mapear o cérebro da maneira mais completa possível.

Mas esses pressupostos não servem para nada. Nós nos apaixonamos, e não nosso cérebro. Somos *nós* que temos desejos, sonhos, crenças, medos, *insights*, tendências e curiosidade, e não o cérebro. Impossível saber quando a ciência admitirá que a consciência é o aspecto mais importante de nossa existência e que somos totalmente dependentes dela. Mesmo que esse fato não seja admitido por todos, partiremos do princípio, aqui e agora, de que a consciência é milagrosa para então cruzarmos o limiar e começarmos a viver o milagre que está presente em todas as coisas.

Faça, então, os dez exercícios a seguir. São tão rápidos e simples que podem ser feitos todos de uma vez, com uma pausa entre eles para refletir sobre o que foi descoberto. Uma parte desse material já foi apresentada mais detalhadamente no início do livro, mas uma dose concentrada, combinada com sua experiência pessoal, vai transformar esses exercícios de meditação em uma experiência muito profunda.

MILAGRE Nº 1
LUZ

Exercício:
Feche os olhos e visualize a escuridão. Use a imagem de uma mina de carvão, de um buraco muito fundo, de uma noite sem lua e sem estrelas, ou até mesmo de um quadro-negro. Agora abra os olhos e olhe a sala a seu redor.

Onde está o milagre?
Quando seus olhos estavam fechados e você imaginava a escuridão, viu seu quarto como ele realmente é. Não há luz se você não operar o milagre de transformar fótons invisíveis em formas, cores e brilhos. O céu noturno é mesmo escuro. As estrelas não brilham. O céu do meio-dia também é escuro se não tiver sol.

Os físicos sabem que os fótons invisíveis são partículas elementares que carregam luz. O fato de enxergá-los acontece inteiramente na consciência. O cérebro é tão escuro quanto uma caverna subterrânea. O córtex visual não tem imagens em seu interior. A física não explica como os elementos químicos que constituem o cérebro – hidrogênio, carbono, nitrogênio e oxigênio – criam o mundo tridimensional que enxergamos e no qual vivemos. O mistério é a essência da natureza milagrosa do cotidiano.

MILAGRE Nº 2
TRANSFORMAÇÃO

Exercício:
Sente-se em uma cadeira e preste atenção no ar entrando e saindo pelas narinas. Sinta o frescor e o ritmo da inspiração e da expiração. Agora dê um gole de água.

Qual é o milagre?

O ar que respiramos é igual à água que bebemos. Dois gases, oxigênio e hidrogênio, estão presentes tanto no ar quanto na água (o ar também contém outros gases, como o nitrogênio). O que diferencia o ar da água é a transformação, e é aí que o milagre acontece. Não existe uma explicação racional para a água ser líquida e um solvente universal. E, até onde sabemos, também não há explicação para aqueles dois gases invisíveis terem o potencial de se transformarem em uma substância sem a qual a vida não pode existir.

Sódio, um metal instável, e cloro, um gás esverdeado, são, isoladamente, dois venenos mortais. Entretanto, quando combinados, formam o cloreto de sódio, o sal, que nada tem de venenoso e é um componente indispensável para a sobrevivência das células. Não é um milagre que os átomos de sódio se combinem com os átomos de cloro – é química elementar. O milagre dessa simples fusão está na transformação de dois elementos químicos em algo inesperado, inexplicável, imprevisível. Se a água não existisse, ninguém imaginaria que dois gases poderiam produzi-la. Se o sal não existisse, ninguém imaginaria que dois venenos permitiriam que uma única célula pudesse dar início a uma cadeia de eventos que culminariam no *Homo sapiens* e todas as suas experiências.

MILAGRE Nº 3
BELEZA

Exercício:

Pegue uma foto de alguém que você acha bonito. Pode ser um artista, uma criança ou alguém que você ame, mas tem que ser uma foto e não uma imagem em sua cabeça. Vire a foto de cabeça para baixo e continue olhando.

Onde está o milagre?

Ao virar a foto de cabeça para baixo, não reconhecemos mais a pessoa. Esse fenômeno está relacionado com a forma como o cérebro reconhece ou não o que vê. O córtex cerebral é estruturado para reconhecer objetos que estão voltados para cima. (Nunca se explicou como reconhecemos rostos familiares, mas deixemos isso de lado como um milagre secundário.)

O milagre é um rosto ser bonito de cabeça para cima e deixar de ser bonito de cabeça para baixo. Onde foi parar a beleza? Essa pergunta só pode ser respondida se soubermos de onde vem a beleza. Dizem que ela está nos olhos de quem vê, mas não é verdade – os olhos não veem beleza na imagem voltada para baixo porque a beleza é uma qualidade da consciência. Por isso, cada um vê a qualidade abstrata da beleza a sua maneira. A pessoa que amamos e que vemos como bela pode não ser bela para os outros. A beleza que a mãe vê em seu bebê é mais intensa do que a beleza que ela vê nos bebês dos outros.

Ninguém inventou o belo. É algo que reconhecemos sem saber de onde vem. As células cerebrais processam as imagens visuais, mas só a consciência lhes atribui ou não a beleza. De onde vem o belo, por que se manifesta e desaparece, e o que nos sensibiliza para ele – tudo isso é o milagre de todo dia.

MILAGRE Nº 4
AMOR

Exercício:

Neste exercício, você tem que escolher alguma coisa de que gosta muito. Se for chocolate, morda um pedaço e tente não gostar, faça de conta que não tem gosto de nada ou que seja ruim. Se gostar muito de um filme, reveja algumas cenas mentalmente ou só os atores representando. Agora, tente não gostar do filme, achar que é ruim e que foi uma perda de tempo e veja como o exercício funciona. Em seguida, pense em alguém que você gosta muito, na pessoa que você mais ama, e tente afastar seu amor dessa pessoa porque ela não significa nada para você, talvez seja até objeto de repúdio.

Onde está o milagre?

Se amamos, é impossível retirar o amor do objeto amado. Não é a mesma coisa que transformar o amor em ódio quando termina um relacionamento. Estamos falando de algo ou de alguém que você esteja amando agora. A qualidade do amor emerge daquilo que é amado. Ninguém sabe dizer como o amor escolhe seu objeto, como se prende a ele e se recusa a abandoná-lo.

Nos romances, o amor sofre muitas reviravoltas. O bem-amado vai embora ou morre e, mesmo assim, o amor que o outro sente não arrefece. Sabemos muito bem que, em se tratando de amor, as complicações são de outro tipo e ninguém é capaz de explicar por que é tão fascinante. É possível provocar um impulso amoroso aumentando a quantidade de certos hormônios, mas só estaríamos manipulando uma sensação, e isso é outra história. O amor pleno que está presente nas lendas e nos mitos de todas as épocas é infinitamente maior que uma mera sensação física.

Se pensarmos no amor que temos por um animal de estimação ou em como Deus nos ama, o mistério do amor tem a ver com a consciência. Sempre temos consciência do amor que sentimos. Como não há explicação para o amor universal, ele é um dos milagres de todo dia e cada um o sente a seu modo.

MILAGRE Nº 5
CONECTIVIDADE

Exercício:

Pense em alguém que você goste e crie uma conexão com essa pessoa. Ajuda imaginar o rosto, a voz, ter uma boa lembrança dela. Crie uma conexão com essa pessoa e espere que ela entre em contato com você.

Onde está o milagre?

Este é o único exercício que não termina imediatamente. Eu o conheci por acidente. Enquanto gravava um *podcast* no Facebook, pedi aos espectadores que escolhessem alguém para se conectar. O exercício discutia sincronicidade, porque todos nós temos a experiência de pensar em uma pessoa e em seguida ela entrar em contato conosco, nos procurar. Essa é uma das maneiras mais comuns de se reconhecer o fenômeno da sincronicidade, também definido como coincidência significativa.

A sincronicidade é espontânea. Normalmente não nos comunicamos com outra pessoa só porque pensamos nela. Naquela manhã do *podcast*, várias pessoas enviaram a mesma mensagem: "Pensei em um amigo que não via havia muito tempo, e ele me ligou. Foi incrível!" É claro que também fiquei surpreso. É arriscado pedir a alguém que use sua força telepática, porque a telepatia é considerada pelos céticos como pura superstição.

Na verdade, os fenômenos que ocorrem na consciência não esperam que acreditemos ou não, aprovemos ou não, aceitemos ou não. A consciência, por si só, está em constante movimento. Nela, tudo está interligado e não se pode isolar seus aspectos. A consciência é plena. No dia a dia agimos como se estivéssemos isolados, desconectados. Minha mente não é igual à sua, embora esse seja um falso pressuposto. Meus pensamentos não são os mesmos que os seus, mas nossos processos mentais são.

Em primeiro lugar, estamos conectados porque partilhamos os mesmos processos mentais. Não ouvimos como ouvem os golfinhos nem farejamos como os cães, tampouco aspiramos o ar com a língua como fazem as cobras. Nossas conexões mais amplas incluem também os vínculos pessoais. Compartilhamos religiões e nacionalidades, por exemplo. Nas mais específicas, temos as conexões familiares. E nessas, temos os gêmeos idênticos, que são tão intimamente conectados que, mesmo de longe, um sente o que o outro sente. Os relatos são inúmeros. Por exemplo, um dos gêmeos pode sentir o momento que o outro morre.

Isso não tem explicação física. Se alguém pensa em um amigo e de repente esse amigo nos procura, o sinal foi enviado e recebido, mas não como um sinal de rádio que é transmitido pelo ar. A conectividade é outro milagre de todo dia. Estar consciente é integrar-se na consciência plena e nada nos separa de todo o resto.

MILAGRE Nº 6
DESPERTAR

Exercício:
Sente-se em silêncio e fique atento às sensações e aos pensamentos que tiver. Com os olhos fechados ou abertos, voltados para dentro ou para seu ambiente. Agora, esqueça tudo o que viu. Apague tudo.

Onde está o milagre?
Quando nos damos conta de que estamos despertos, nada mais pode ser apagado. Em outras palavras, este é um exercício impossível. Certa vez, pediram a um famoso mestre espiritual indiano que provasse a existência da vida após a morte. E a resposta foi surpreendente:

> A pergunta está errada. Você acredita que nasceu e que vai morrer porque é o que seus pais lhe ensinaram. Eles ouviram a mesma coisa dos pais deles. Se quiser conhecer a verdade, esqueça tudo e se concentre em sua própria experiência. Consegue imaginar a si mesmo não existindo? Consegue saber como era antes de você nascer e como será depois que morrer? Por mais que nos esforcemos, não conseguimos fugir da condição de estarmos acordados. Esse é o segredo da vida eterna.

Neste livro, e em muitas tradições religiosas, estar desperto é o mesmo que estar consciente. A busca da iluminação se baseia em estar desperto e querer acordar cada vez mais. Quando olhamos para trás, até achamos graça. Acordar é estar acordado, simplesmente. É um estado de consciência de quem está vivo. É impossível não ter consciência por mais que alguém se esforce. Só se deixar de existir.

Existir e estar acordado não só caminham juntos como são a mesma coisa. Na verdade, são dois milagres. Um deles é que já estamos acordados, pois não somos pedras nem zumbis. O outro é que sabemos que estamos acordados. A busca pela iluminação não tem a ver com estar mais ou menos acordado; *tem a ver com reconhecer cada vez mais o milagre de já estar acordado*. E, para isso, temos que experimentar cada vez mais. As experiências podem envolver mais amor, mais criatividade, mais compaixão ou qualquer outra atividade consciente. O lampejo de uma ideia é uma epifania impressionante. Mas não acontecerá se não estivermos acordados. Portanto, despertar é outro milagre de todo dia.

MILAGRE Nº 7
REVELAÇÃO

Exercício:
Este exercício não termina. Pare um instante e aguarde seu próximo pensamento.

Onde está o milagre?
Todos os pensamentos que já tivemos, inclusive o próximo, são revelações. Revelação é quando, do nada, surge uma luz. Não há necessidade de uma explicação religiosa para o fenômeno. O milagre se torna visível pelo simples fato de se ter um pensamento. E os pensamentos são imprevisíveis. Ninguém sabe de onde vêm. Mesmo que se diga que eles acontecem no cérebro e sejam identificados por uma área iluminada em uma ressonância magnética, a imagem captou apenas graduações de calor e metabolismo, e nada

mais. O cérebro é repleto de atividades elétricas e químicas que não são pensamentos.

Se o pensamento é revelação, o que é que ele revela? Revela a si mesmo. Tomemos um pensamento simples como "O céu é azul". Um fato é afirmado, mas é só o conteúdo de um pensamento. Antes de a mensagem desse conteúdo ser conhecida, o pensamento se anuncia: "Alô, sou eu, o seu próximo pensamento". É uma revelação de que, do nada, algo virá à luz. Considera-se a constante criação de algo a partir do nada o mistério supremo da criação do universo no Big Bang.

Convivemos com milhares de pequenos *bangs* que nos são revelados em pensamentos, imagens, sensações e sentimentos. Não pedimos para que aconteçam e ninguém sabe como o "nada" realiza o ato supremo de se transformar em "alguma coisa". Estamos diante de uma revelação pura e simples. E por isso a revelação também é um milagre de todo dia.

MILAGRE Nº 8
TRANSCENDÊNCIA

Exercício:
Pense na cor rosa e, ao fazê-lo, veja a imagem de um algodão-doce em sua mente. Agora mude a cor do algodão-doce para azul e depois para verde. E, por fim, veja o algodão-doce rosa desaparecer.

Onde está o milagre?
Não temos nenhuma dificuldade de visualizar uma imagem mental e fazê-la mudar de cor ou desaparecer. Em vez de dar como certa essa habilidade, vamos refletir um pouco. Nós somos a imagem do algodão-doce que visualizamos? É claro que não. O fato de poder modificar a imagem mentalmente é a prova de que não somos a imagem. Estamos além dela. E também estamos além de qualquer pensamento que tivermos. Nada do que acontece na

mente somos nós. Prestamos atenção, ou não, em algo que acontece, mas quem presta ou não atenção?

Ao prestarmos atenção, transcendemos a constante atividade da mente, é como um pedestre que espera o farol mudar para atravessar a rua. O tráfego e os transeuntes estão sempre em movimento, mas o pedestre espera e observa. Não importa quão interessado o pedestre esteja em um determinado sinal, ele está além daquilo que espera.

Quando o algodão-doce muda de cor em nossa mente, algo mais profundo entrou em ação. Fomos nós que criamos a cor escolhida? E de onde veio essa habilidade de criar? Nós não saímos do lugar nem escolhemos a cor rosa. Criamos imagens mentais porque somos criativos; a criatividade é um aspecto da consciência que está presente aqui, agora e em toda a parte. Todos os humanos usam a imaginação, devaneiam, desenham, têm lembranças do passado.

O milagre é fazer esse exercício trivial com o algodão-doce e, ao mesmo tempo, ter acesso à mais pura criatividade, que por sua vez não está em nenhum lugar no tempo e no espaço. Em outras palavras, somos atemporais sempre que quisermos. Na verdade, somos atemporais queiramos ou não. Como seres transcendentais, viajamos entre a finitude (o tempo passando a cada segundo) e a infinitude (o atemporal). E isso nos qualifica como um milagre de todo dia.

MILAGRE Nº 9
BEM-AVENTURANÇA

Exercício:

Pense em um bebê aprendendo a andar. A mãe está por perto, os braços estendidos para ele. A criança ri, seus olhos brilham ao ver a mãe abrir os braços para recebê-la, ambas estão felizes.

Onde está o milagre?

Todos nós já vimos o rosto de um bebê iluminado de alegria. Quando a imagem foi criada em nossa mente, o bebê que olhávamos parecia feliz. Nós vimos isso; sentimos isso. Mas quem está feliz? Nós atribuímos a bem-aventurança a uma criança imaginária, e ao mesmo tempo somos nós que estamos felizes. De certa maneira, essa sensação é uma projeção nossa. Pertence a quem está olhando e é projetada na criança.

Toda experiência de felicidade é exatamente assim. Nós sentimos alegria e ao mesmo tempo a projetamos no que nos deixa felizes. Pode ser qualquer coisa. O poeta inglês William Wordsworth capta a experiência da felicidade nos seguintes versos de seu poema *Surprised by Joy* [Surpreendido pela alegria]:

> *Impaciente como o vento*
> *Retorno para partilhar a viagem – Ah, com quem*
> *Mais além de Ti, há tanto tempo nesta Tumba silenciosa.*

Na verdade, é um momento específico em que Wordsworth volta para partilhar sua alegria com o filho, mas no instante seguinte lembra-se de que o filho está morto. É um momento triste, até mesmo doloroso, para ele e para o leitor. No entanto, o que pode ser mais revigorante do que a "felicidade espontânea", segundo os psicólogos? Do nada nos sentimos felizes e do nada esse sentimento desaparece. Isso acontece o tempo todo. Somos surpreendidos por um momento de alegria que logo se desvanece, sempre tão gentilmente que mal percebemos. Ou talvez suspiremos ao perceber que não somos felizes sempre.

O milagre é que a bem-aventurança existe em primeiro lugar, sempre pronta para nos surpreender, muitas vezes quando menos esperamos. O bebê, que não conhece a palavra bem-aventurança, e não sabe que ela começa e termina, pode ser feliz independentemente disso. Esse aspecto da consciência não tem explicação. É só mais um milagre de todo dia.

MILAGRE Nº 10
SER

Exercício:

Imagine que você está sobre uma prancha e se posiciona para saltar na água. Quando olha para baixo, não vê a água, mas um oceano de luz branca que se estende em todas as direções. Você se sente atraído pelo que vê, quer mergulhar nessa luz, então dobra os joelhos, estende os braços, dá um impulso e salta. Mas, em pleno movimento, a imagem congela. Você se vê em pleno salto e a imagem congelada sobre o oceano infinito de luz branca.

Onde está o milagre?

A única coisa de que temos certeza, cada um de nós, é que existimos. Mas é também a única coisa que não pode ser descrita em palavras. "Eu sou" não implica nenhuma ação. Podemos atribuir tudo o que quisermos a esse "eu sou". Eu ando, tenho fome, sou um advogado, vou ser promovido. Mas "eu sou" não precisa de nada. Basta a si mesmo.

Nem mesmo as palavras nos aproximam da realidade do ser. Neste exercício, vamos recriar o sonho de voar e, de acordo com quem já sonhou, nos sentir completamente livres e extasiados. Sonhar que estamos voando nos liberta da força da gravidade e do medo de cair.

Ser é uma condição intocável. No Livro II do *Bhagavad Gita*, Krishna faz uma descrição consagrada do ser: "Armas não podem atingi-lo nem o fogo queimá-lo; a água não pode molhá-lo nem o vento secá-lo".

Alguém fez o seguinte comentário sobre esse famoso verso: "Aqui, o que não é visto é explicado através do que se vê". Pensando bem, essas palavras descrevem nossa existência. Agimos a partir do invisível, do campo infinito da consciência pura, e é no mundo que vemos, ouvimos, tocamos, provamos e cheiramos.

Agimos a partir do campo da consciência pura e transformamos tudo em pensamentos. Confiantes como o mergulhador em pleno ar sobre um mar de luz, não estamos em lugar nenhum. O Ser não se move e nós somos o Ser. Mas, quando a consciência entra no mundo, nós nascemos, morremos e fazemos todo o resto entre um e outro. A todo momento algo está acontecendo, e nós saltamos confiantes no mar da consciência, no mar do Ser.

Este último exercício resume todos os outros. Quando reconhecemos que somos a expressão da consciência pura, do Ser puro, tudo é milagroso. A criação brota espontaneamente e nos envolve em um abraço. Afinal, só estar aqui já é um milagre.

CURSO DE 7 DIAS DE MEDITAÇÃO

INSPIRAÇÕES PARA A VIDA

A PERCEPÇÃO E AS 7 METAS PARA A VIDA

Até agora, a meditação total deixou bem claras algumas verdades:

A mente se reequilibra naturalmente.
Estando em equilíbrio, entramos em estado meditativo.
Não exige esforço encontrar o silêncio interior.
O silêncio interior é muito útil.

Este último ponto nos remete à parte do livro que ensina a utilidade do silêncio para cada um de nós. O que move nossa vida? Por mais diferentes que sejamos uns dos outros, todo ser humano se levanta de manhã para cumprir as mesmas metas e realizar os mesmos sonhos há milhares de anos. É o silêncio interior que nos ajuda a atingir nossas metas e a realizar nossos sonhos.

O QUE AS PESSOAS REALMENTE QUEREM?

São sete os objetivos básicos que nos orientam:

Estar a salvo e em segurança
Sucesso e realização
Amar e vínculo
Valor próprio e importância pessoal
Criatividade e descoberta
Propósito elevado e espiritualidade
Totalidade e unicidade

Hoje, bem como todos os dias passados e futuros, buscamos alcançar esses sete objetivos. Mas, como a natureza humana não é tão simples, é possível que queiramos alcançar mais de um objetivo por vez. Às vezes eles se misturam, por exemplo, queremos um trabalho que nos dê segurança, ser bem-sucedidos e nos sentirmos valorizados. Temos aí um objetivo que incluiu as três situações. E, se o trabalho também for criativo, outras dimensões serão acrescentadas.

No casamento ou em qualquer outro relacionamento é natural querer estar a salvo e se sentir seguro. Queremos ser amados e sentir que pertencemos. Mas isso é suficiente para dar significado à vida? Há muitas gerações, as mulheres aprenderam (com os homens) que, sim, é suficiente. Hoje, as relações entre homens e mulheres são mais complexas e nunca foram tão confusas.

Parte dessa confusão se dissiparia se aceitássemos que os modelos tradicionais não definem mais como devem ser os relacionamentos. Na verdade, não existe um único modelo de vida que sirva para todos. O objetivo principal é que cada um atinja suas próprias metas da melhor maneira. Nós e a vida que temos somos um só, somos uma fusão única de mente, corpo e espírito.

Nada se consegue na vida que não seja pela consciência. Nada se obtém atirando-se cegamente no amor, no *status*, no sucesso, na criatividade. Antes, temos que evoluir nas áreas correspondentes da consciência. Seria ótimo para a mente se tudo o que é bom e útil acontecesse em sequência lógica, mas não é assim que funciona. Crianças não são mudas de plantas. Não estão programadas para produzir maçãs e rosas. Há quem consiga prever onde estará dentro de cinco anos, mas uma coisa é certa: as coisas mais valiosas desta vida são imprevisíveis.

A PERCEPÇÃO FAZ TUDO ACONTECER

Eu afirmo que as sete metas podem ser alcançadas. O eu verdadeiro existe para nos ajudar a alcançá-las por meio de nosso próprio caminho. Agora mesmo nosso eu verdadeiro pode nos oferecer tudo de que precisamos para alcançar nossos objetivos. Esse nosso conhecimento chega sob a forma de uma profunda percepção, e não só uma, mas uma série delas, diariamente. Definimos percepção como o momento em que perguntamos qual é a verdade e ela nos é revelada. A consciência ganha vida. E o silêncio se torna útil. O momento entrega uma verdade tão importante que nos pega de surpresa. Reconhecemos qual é nosso objetivo na vida ou com quem queremos nos casar – em outras palavras, são as grandes decisões. Mas a percepção não precisa ser grande. Ela está contida em todas as mensagens que nos chegam da consciência silenciosa.

Se isso soar muito abstrato e idealista, lembremos que o tempo todo estamos buscando – e encontrando – as percepções na consciência silenciosa. Penetramos a consciência sempre que:

Nós nos perguntamos o que estamos sentindo.
Queremos saber se devemos aprofundar um relacionamento.
Quando precisamos ter uma boa ideia.
Oramos por alguém ou por nós mesmos.
Pedimos orientação a uma força superior.

Queremos saber como o outro se sente.
Queremos convencer alguém a fazer o que queremos.
Queremos saber por que alguém se comporta de determinada maneira.
Pensamos na vida e sabemos para onde caminhamos.
Perguntamo-nos o que nos espera lá na frente.

Como se vê, todo mundo sai em busca das percepções, e se a vida vai melhorar vai depender da habilidade de cada um para procurar a verdade individual. A habilidade que precisamos ter já existe dentro de nós, porque em nosso eu verdadeiro somos plenamente conscientes.

UMA SEMANA DE PERCEPÇÕES

As percepções acontecem naturalmente, mas nem sempre com a mesma profundidade. Precisam ser profundas para que os sete objetivos sejam atingidos. Felizmente, essas percepções que nos permitem atingir nossos objetivos já estão disponíveis. O eu verdadeiro vê claramente o que o ego não consegue reproduzir. A meditação nos aproxima de nosso eu verdadeiro. Centrados e calmos, fazemos essa conexão. Agora podemos usá-la.

As percepções existem para serem usadas, mas nunca ninguém nos ensinou a organizar a vida de acordo com elas. Em vez disso, fazemos nossas escolhas baseadas em uma caótica mistura de dados, opiniões, condicionamentos sociais e todo um conjunto de crenças, experiências e memórias que carregamos dentro de nós. Entretanto, é incrivelmente fácil usar as percepções e nos livrarmos dessa caótica mistura de hábitos, condicionamentos e crenças. Basta entrar em estado meditativo e perguntar a nosso eu verdadeiro o que é preciso fazer para atingir nossos objetivos.

TRÊS PERGUNTAS QUE REALMENTE IMPORTAM

O que estou fazendo certo?
O que não está funcionando para mim?
Qual é meu próximo passo?

Se ouvirmos as respostas toda vez que fizermos essas três perguntas, viveremos bem melhor. Vamos crescer e evoluir. Nossos objetivos mais acalentados vão ser alcançados conscientemente. Em sânscrito, estaríamos no *dharma*, onde nossos desejos se realizam naturalmente.

Por serem sete os grandes objetivos, a meditação das percepções está organizada no decurso de sete dias. O mestre é nosso eu verdadeiro e cada um de nós é o aluno, o buscador. Não existe nenhuma sequência, e, de acordo com os princípios da meditação total, nenhum esforço é necessário. No primeiro dia, a ênfase é estar a salvo e em segurança; no segundo, é o sucesso e a realização, e assim por diante.

A sequência de sete dias será um guia constante. E, se possível, que seja também seu estilo de vida. O eu verdadeiro revelará uma verdade em cada situação. Se soubermos buscar as respostas na consciência silenciosa, veremos que é um método excelente para fazer escolhas. Quanto mais organizarmos a semana em torno dos sete objetivos, mais rápido eles serão alcançados graças ao poder e à sabedoria da consciência pura.

Você se conhece melhor do que ninguém. E pela meditação da percepção vai se conhecer ainda mais. Ao refletir sobre as três questões mais importantes, você vai em busca da verdade e não de uma opinião casual, um pensamento que já lhe ocorreu em outras ocasiões. A mente apega-se aos hábitos – repete os mesmos pensamentos diversas vezes. Os pensamentos são bons para estarem conosco ao longo da vida, mas não revelam nada novo. Perceber é um processo consciente, e, quando aprendemos a buscar a percepção, o processo acontece naturalmente. Você ficará surpreso quando tudo a sua volta se revelar de maneira mais nova e bela.

COMO PERCEBER

Sente-se em silêncio em um lugar tranquilo e se concentre. Feche os olhos, respire e preste atenção nos batimentos do coração.
Em silêncio, faça uma pergunta a si mesmo.
Pergunte e espere pela resposta.
Confie e a resposta virá.
Em algum momento, a resposta chega espontaneamente.

Não há mistério nesse processo. Quantas vezes na vida, em geral em momentos de maior perplexidade, paramos e nos perguntamos: "Onde eu errei?", "O que faço agora?" O problema é que na maioria das vezes essas perguntas não são feitas em nossas melhores condições emocionais. Quase sempre estamos confusos e desorientados; estamos resistindo, buscando saídas. A situação pressiona, nos deixa estressados, queremos respostas. Em outras palavras, estamos presos no problema. A meditação da percepção nos leva à solução, lá onde está localizado o eu verdadeiro. Quando fazemos uma pergunta importante intencionalmente e queremos perceber melhor a situação, abrimos uma porta da consciência para que as respostas cheguem até nós.

O corpo-mente é um todo. Logo, as percepções deixam de ser apenas mentais e passam a ser também sensações. Ao menos uma ou duas coisas ocorrerão.

COMO SENTIMOS A PERCEPÇÃO

Ficamos surpresos e maravilhados.
Descobrimos algo novo.
Exclamamos um "Ah!" no momento da descoberta.
Temos certeza do que é percebido.
Não há necessidade de questionar nem de duvidar.
O que é percebido faz todo o sentido.

Sentimos que atingimos um ponto de virada.
O corpo começa a formigar e tudo se esclarece.

Esses indícios nos permitem afirmar que as percepções diferem dos pensamentos comuns. Elas nos estimulam e nos motivam, por isso são tão belas. Já dissemos que o momento da "Eureca!" é tão marcante que é capaz de transformar a vida, mas também pode ser muito discreto. Com o passar do tempo, esses indícios praticados na meditação se tornarão comuns. Serão sentidos no peito e até nos ossos quando estivermos despertos.

Atente-se também para as mudanças na percepção. Aqui, eu me refiro a sensações físicas como um corpo mais leve, um relaxamento agradável. O mundo ao redor fica mais colorido, cenários familiares são vistos como se fosse a primeira vez. Lembre-se de que essas experiências nos aproximam do despertar.

Até aqui nos referimos aos fundamentos e agora podemos começar. Em primeiro lugar, é preciso ter paciência, porque perceber é algo muito novo e muito estranho para a maioria das pessoas. Quando vivemos sem a percepção, estamos adormecidos e nossas escolhas são inconscientes – e por isso repetimos tantos padrões previsíveis. Então, se pedirmos, sem mais nem menos, que nosso eu verdadeiro nos permita perceber alguma coisa, nem sempre obteremos resultado. Há uma distância entre o "eu", a personalidade do ego que tão bem conhecemos, e o verdadeiro eu.

Para preencher esse espaço vazio, vou propor novas percepções diárias. Algumas recebi ao longo de minha própria caminhada. Outras são percepções de santos, sábios e guias espirituais de várias tradições. As palavras usadas em todas elas se originaram no eu verdadeiro falando por meio da consciência pura. Leia tudo antes de iniciar a meditação, para que a mente não se afaste do objetivo específico. As percepções não são definitivas – não as aceite como tal. Lembre-se de que a sabedoria de segunda mão jamais substitui a original.

Entretanto, não há nada melhor do que estar em harmonia com as altas verdades espirituais. Geração após geração elas têm ajudado as pessoas a despertar. Nunca me esqueço de um ditado espiritual que ouvi na Índia: "Basta uma fagulha para incendiar uma floresta". Em outras palavras, desde a primeira vez que recebemos as percepções de nosso eu verdadeiro, estamos prontos para despertar. A meditação deve ser essa fagulha. As chamas da iluminação, presentes em todos nós, esperam para arder.

1º DIA: ESTAR A SALVO E EM SEGURANÇA

OBJETIVO: SENTIR-SE A SALVO E SEGURO

Percepções para hoje:

Você só está a salvo quando sente que está.
O eu verdadeiro nunca é ameaçado.
O mundo reflete sua segurança e sua insegurança.
Estando pleno, você estará totalmente seguro.
Estar seguro é estar presente aqui e agora.

No seu eu verdadeiro, você se sente seguro. Não há nada que possa abalar o conhecimento de seu eu verdadeiro porque ele é inato, vem direto da consciência pura. É claro que no dia a dia há situações que nos obrigam a sentir o oposto. Os noticiários estão repletos de desastres e perigos iminentes. E imaginamos os piores cenários diante de uma ameaça. Uma delas é o estresse, mesmo em pequenas doses, por acionar reações herdadas de outros enfrentamentos, fugindo (correr) do perigo ou enfrentando-o (lutar).

A virada acontece na meditação total porque é onde começamos a aprender que estar a salvo é um estado de consciência. Hoje chegaremos mais próximos de conhecer um estado de consciência em que estaremos a salvo e seguros.

AS TRÊS PERGUNTAS QUE MAIS IMPORTAM

Agora, vamos aumentar sua segurança refletindo sobre as três perguntas que mais importam. Talvez seja melhor escolher uma pergunta por vez. Concentre-se naquela que mais se adequar a você.

O QUE ESTOU FAZENDO CERTO?

- Tudo que fizer você se *sentir* mais seguro está certo. O movimento básico é entrar em estado meditativo quando se sentir pressionado e inseguro. Só assim afastará sua atenção do estresse.
- Encontre um lugar silencioso, respire e preste atenção aos sinais de seu corpo. Se sentir rigidez, cansaço, incômodo ou dor, fique atento a essas sensações. Preste atenção nas áreas desconfortáveis e continue respirando lenta e profundamente. Não force nada. Seja paciente e permita que essa percepção alivie o incômodo naturalmente.
- Repare no comportamento das pessoas ao redor. O estresse viraliza com facilidade. Tente diminuir o tempo que você perde ao lado de pessoas que se sintam pressionadas ou que estejam pressionando você.
- Todo mundo tem fascínio por más notícias, desastres naturais e catástrofes de todo tipo. Habitue-se a prestar o mínimo de atenção a essas histórias. Se elas o deixarem ansioso e inseguro, diga a si mesmo, "Aqui eu não corro perigo", e logo passará.
- Aproxime-se das pessoas seguras e autoconfiantes. Em geral, elas são mais silenciosas e discretas.
- Crie um ambiente que reflita o estado de segurança interior. Concentre-se na paz e no silêncio, na ordem, na beleza visual e na luz.

O QUE NÃO ESTÁ FUNCIONANDO PARA MIM?

- Qualquer situação que o deixe inseguro não está certo.
- Ficar preocupado e ansioso não resolve nada. Ao primeiro sinal, concentre-se e procure se acalmar.
- Conviver com pessoas inseguras, ansiosas e reativas talvez o faça sentir-se mais forte e dê uma sensação de pertencimento. Mas essa é a pior maneira de pertencer. Só reforça a ideia de que o mundo é um lugar inseguro e que nele você não tem nenhuma segurança.
- Criar os piores cenários também não funciona. Você perde tempo e energia saindo desnecessariamente de sua zona de conforto interior.
- Fuja da necessidade de se justificar. Ficar na defensiva não é nenhuma proteção. Quanto mais você ficar na defensiva, mais inseguro interiormente ficará.
- Você não será tão forte quanto deveria se ceder muito. Evite quem não o tratar como igual, com respeito e consideração.
- Ficar indignado com as ameaças externas não o manterá a salvo. Se uma má notícia não o afetar, envie bons pensamentos aos que forem afetados e volte a atenção para outra coisa.
- Contar com a força de outra pessoa não o deixará mais seguro. Você se tornará uma pessoa dependente e, quando tiver que agir sozinho, ficará inseguro e duvidará de si mesmo.
- Contar com dinheiro, *status*, poder e posses para se sentir mais seguro não funciona. Você só vai esconder seus próprios medos e inseguranças. Faça da segurança sua meta, sempre.

QUAL É MEU PRÓXIMO PASSO?

- Prioridade máxima: faça mais o que estiver fazendo bem; faça menos o que não estiver funcionando para você.

- Visualize uma luz branca em seu coração. Sente-se em silêncio e comungue essa luz.
- Passe um tempo onde você se sentir em paz e em segurança. Faça desse lugar seu santuário, livre de ameaças e pressões externas. Permita-se envolver por esse ambiente, onde o interior e o exterior irradiam a mesma paz.
- Procure alguém que precisa de ajuda. Leve conforto, tranquilidade e faça o que puder por essa pessoa. Você está compartilhando com ela sua própria segurança. Ser uma âncora para alguém demonstra força e autoconfiança interiores.
- Identifique a área em que você mais se estressa: trabalho, família, relacionamentos. Descubra como diminuir o estresse. Por exemplo, converse com a pessoa que o deixa estressado e, calmamente, peça que o ajude. Evite políticas de escritório colocando-se à disposição de qualquer um. Diminua o ruído e as distrações dentro de casa. Compartilhe o que sente com a pessoa mais próxima e evite acusações e culpas.

O que você percebeu hoje:
_____
_____
_____
_____
_____

2º DIA: SUCESSO E REALIZAÇÃO

OBJETIVO: IRRADIAR A CONSCIÊNCIA NO TRABALHO

Percepções para hoje:

O trabalho expressa nosso grau de consciência. (Em um sentido amplo, consideramos trabalho como a principal atividade que exercemos todos os dias.)
Trabalho e vida se expandem e se contraem simultaneamente.
Quanto mais conscientes fizermos nosso trabalho, mais realizados nos sentiremos.
O trabalho que fazemos é o trabalho que nos coube fazer.
O grande objetivo de todos é despertar.
Estando despertos, trabalho e vida nos trazem as mesmas alegrias.

Se o eu verdadeiro trabalhar em conjunto, nos sentiremos bem em qualquer situação. O 2º Dia foca mais no trabalho profissional, mas sucesso e realização também se aplicam aos aposentados e aos trabalhadores domésticos. Em qualquer idade, queremos ficar satisfeitos e realizados em nossa principal atividade diária, que é também uma forma de expandir a consciência.

Uma vez expandida a consciência, o estresse e o tédio serão coisas do passado. Não estou dourando a pílula. A razão de milhões de pessoas se sentirem estressadas, entediadas e insatisfeitas no trabalho é que suas expectativas são frustradas. Isso acontece inconscientemente para a maioria, mas, se nos aprofundarmos um pouco mais, a verdade estará lá: para elas, o trabalho é o lugar onde a autoridade impera e a insegurança envenena. Entediadas com o que fazem, mas com medo de perder a vaga, as pessoas abaixam a cabeça, trabalham duro e esperam pelo fim de semana.

É claro que nem todos os dias e nem todo trabalho são ruins. Há uma inclinação natural para se fazer o melhor possível e, de um modo geral, as pessoas gostam do que fazem. No entanto, o eu que vai trabalhar diariamente é nosso eu social. É a imagem adequada que queremos passar para seguir em frente. Mas as imagens são sempre artificiais. Não expressam nada que se pareça com o eu verdadeiro, que existe para expandir nossa consciência, nos despertar e ajudar a encontrarmos satisfação em tudo o que fazemos.

Podemos expandir ou contrair nossa consciência no trabalho. Nada nos impede de expressarmos nosso verdadeiro eu. Seremos mais bem aceitos se demonstrarmos gentileza, empatia, aceitação, respeito ou qualquer outro sinal de que estamos despertos. De uma maneira ou de outra, o trabalho que fazemos representa nosso grau de consciência.

A meditação total nos permite fazer um grande progresso por conhecermos uma verdade: o trabalho e a vida se expandem e se contraem simultaneamente. Ninguém pode negar isso. A consciência contraída impede que nos realizemos não só no trabalho, mas na própria vida. A consciência expandida nos dá oportunidades de evoluir, ser bem-sucedidos e nos sentirmos satisfeitos de dentro para fora.

AS TRÊS PERGUNTAS QUE MAIS IMPORTAM

Hoje, você vai se sentir bem-sucedido e realizado refletindo sobre as três perguntas que mais importam. Talvez seja melhor escolher uma pergunta por vez. Concentre-se naquela que mais se adequar a você.

O QUE ESTOU FAZENDO CERTO?

- Tudo que nos deixa satisfeitos está certo. Entre em estado meditativo e você vai sentir uma calma, um silêncio interior e uma profunda alegria por encontrar seu eu verdadeiro.

- Essa alegria expressa sua bem-aventurança. Uma experiência feliz é uma marca de sucesso. As experiências felizes são valiosas, por isso são tão importantes no trabalho.
- Orgulhe-se do trabalho que você faz e elogie o trabalho dos outros para que se sintam igualmente orgulhosos.
- Se sentir tédio, entre em meditação e restaure seu bem-estar.
- Demonstre empatia pelos seus colegas e por seus familiares. Ao sentir o impulso de se aproximar de alguém afetivamente (não me refiro a "paqueras" de escritório), aproxime-se.
- Em alguns momentos do dia, pare o que estiver fazendo para ficar sozinho. Se puder, saia e caminhe ao ar livre.
- Levante-se da cadeira regularmente e ande um pouco durante o expediente para energizar o corpo.
- Nas reuniões, apoie os planos que valorizar. Expresse suas opiniões positivas.
- Pergunte-se com frequência como se sente no trabalho ou na vida doméstica. Fique atento às oscilações de humor – essa é uma parte essencial de estar desperto.
- Aceite novos desafios e contribua com novos projetos.

O QUE NÃO ESTÁ FUNCIONANDO PARA MIM?

- Qualquer coisa que o bloqueie, frustre e o deixe insatisfeito não serve para você.
- Permanecer em uma atitude passiva se algo não lhe agradar também não faz bem.
- Queixar-se, fofocar e envolver-se em políticas de escritório só aumenta o desgaste interior.
- Resista à necessidade de ceder às exigências do trabalho ficando mais tempo no escritório ou levando trabalho para casa. Esses hábitos se transformam em fontes de pressão e obrigações que nada têm a ver com satisfação.

- De nada serve dedicar-se a um trabalho que você odeie só para ganhar seu pão de cada dia. A única coisa que vai acontecer é sua consciência se contrair, e, quanto mais contraída, mais difícil será dar conta do recado.
- Ser o "funcionário do ano" só será produtivo se você se sentir bem por ter sido valorizado. Não funciona se for uma obrigação. Nesse caso, você está agindo como máquina.
- Resista ao impulso de classificar as pessoas como vencedoras e perdedoras. Mesmo que você seja um vencedor, sempre será perseguido pelo medo de se tornar um perdedor.
- Se você é daqueles que só esperam pelo fim de semana, ou está na profissão errada ou está na profissão certa, mas trabalhando compulsivamente. Quem é compulsivo no trabalho também é compulsivo em todas as situações.

QUAL É MEU PRÓXIMO PASSO?

- Prioridade máxima: faça mais o que estiver fazendo bem; faça menos o que não estiver funcionando para você.
- Peça a um colega em quem você confia que lhe diga, sinceramente, se seu potencial está sendo bem aproveitado.
- Pergunte a alguém próximo se parece que você está feliz no trabalho e peça uma opinião positiva.
- Note sinais inconscientes de insatisfação como a necessidade de beber depois do expediente, reclamar de colegas, estar sempre cansado e entediado e raramente ter objetivos.
- Defina um objetivo e dê um passo, por menor que seja, para alcançá-lo.

O que você percebeu hoje:

_____
_____
_____
_____

3º DIA: AMOR E VÍNCULO

OBJETIVO: AMAR INCONDICIONALMENTE

Percepções para hoje:

O amor é uma expressão da consciência pura, que é eterna.
O eu verdadeiro ama incondicionalmente.
Quando o amor é incondicional, não há diferença entre você e o outro.
Amar é compartilhar; por isso o amor anseia tanto unir-se ao outro.
Devoção é a atitude do amor incondicional.
O auge da devoção é de uma bem-aventurança ininterrupta.
Os momentos de bem-aventurança são todos lampejos do amor incondicional.

Quando vivemos a partir de nosso eu verdadeiro, amar incondicionalmente é um dar e receber constante. Mas para isso temos que estar totalmente despertos. Uma vez despertos, estamos sempre conectados ao eu verdadeiro, e o fluxo do amor é ininterrupto. Se estamos despertos só algumas vezes e outras não, o amor vai e volta. Isso é natural. Em alguns momentos, não sentimos amor por nada, mas de repente, em outros, vislumbramos o objeto de nosso amor. Por isso o amor é o mais positivo dos caminhos.

Antes de estarmos completamente despertos, o amor que damos e recebemos é sempre condicional. Ele muda constantemente e muitas vezes o perdemos de vista. Muitos consideram o amor um meio de troca, um dar e receber. A pessoa amada tem que satisfazer a personalidade do ego de quem a ama. Esse dar e receber termina com a meditação, a fonte do amor incondicional. E, quando essa compreensão se aprofunda, amamos sem dependências e exigências. Por bastar a si mesmo, o amor é um presente a quem o recebe.

Como o amor incondicional é eterno, ele nunca vai e vem, mas é sempre o mesmo. Como você não tem de merecer esse amor imutável, ele é identificado como se fosse uma graça. Cada um evoca a graça divina e a graça da consciência a seu modo. Muitos preferem devotar-se a uma forma humana de Deus, uma mãe ou pai divinos, por necessitarem que alguém receba suas devoções. Nas tradições religiosas mais puras, Deus assume a forma da consciência, enquanto nós alcançamos a graça e a felicidade por meio de nosso eu verdadeiro. Tudo que nos preencher de amor é o melhor para nós, porque o caminho do amor incondicional é um só. Mas é preciso lembrar que o amor não está separado de nós. A falta de amor e a perda do amor são indicações da distância que existe entre cada um e o eu verdadeiro, um vazio que pode ser preenchido permanentemente pela meditação total. A necessidade que o amor tem de se unir a outra pessoa é a simbologia de seu impulso mais profundo, que é viver eternamente no eu verdadeiro.

AS TRÊS PERGUNTAS QUE MAIS IMPORTAM

Hoje chegaremos mais perto do amor incondicional refletindo sobre as três perguntas que mais importam. Talvez seja melhor escolher uma pergunta por vez. Concentre-se naquela que mais se adequar a você.

O QUE ESTOU FAZENDO CERTO?

- Qualquer ação que nos proporcione uma experiência amorosa está certa. No estado meditativo, sentimos a felicidade brotar facilmente do silêncio interior. Bem-aventurança, alegria e êxtase, por mais fugazes que sejam, são vislumbres do amor incondicional.
- Em todas as oportunidades, seja gentil e receptivo. Porque a amabilidade expressa um amor desinteressado que não pede nada em troca. O amor incondicional é sempre altruísta.
- A dedicação é uma expressão desse amor. Dedicar-se a uma pessoa ou a qualquer coisa só fará bem a você por ser uma dedicação amorosa.
- O coração é a área mais sensível do corpo-mente no que diz respeito ao amor. Várias vezes ao longo do dia concentre sua atenção no coração e se entregue ao calor e à luminosidade que emanam dele. Se esse calor, essa sensação amorosa, for fraco ou estiver ausente, faça alguma coisa que o traga de volta. O melhor é entrar em contato com alguém que amamos (o ideal é fazer isso pelo menos uma hora por dia). Mas outras experiências prazerosas na Natureza, na arte, na música, brincando com crianças ou escrevendo também alimentam o coração.
- Pense em seis pessoas, da família ou amigos, de suas relações. Disponha-se a renovar esse vínculo de preferência pessoalmente ou por telefone.
- Sempre que sentir uma conexão, seja delicado e aproxime-se com um sorriso e palavras gentis.
- Irradie o amor em seu coração. Visualize a pessoa amada e o vínculo de luz que os une. A conexão entre corações é silenciosa e fugaz. Mas, no nível do eu verdadeiro, ela enriquece a ambos.
- Envie pensamentos amorosos e solidários a pessoas fora de seu círculo imediato. Faça isso sempre que sentir que possa ajudá-las. Se for acompanhado de um ato amoroso, melhor

ainda. Faça uma prece silenciosa sempre que tiver vontade, mesmo que seja para um estranho.
- Quando um pensamento ou um impulso não amoroso estiver se tornando repetitivo, entre em estado meditativo e diga a si mesmo que aquele pensamento não é mais necessário. Repita isso até que o pensamento desapareça, não lutando contra ele, mas por ser desnecessário.

O QUE NÃO FUNCIONA PARA MIM?

- Qualquer ação que nos afaste da pessoa que amamos não está certa.
- Se nos isolarmos, nos afastaremos do fluxo de amor que poderíamos vivenciar.
- Pedir que o outro faça o que queremos para que o amemos nunca acaba bem. A outra pessoa pode receber uma proposta melhor a qualquer momento.
- Ninguém nos ama porque estamos carentes; por mais gentil e compreensiva que a outra pessoa seja, ressentimentos logo se acumularão.
- Se não estivermos dispostos a nos doar, jamais conheceremos o amor altruísta que o eu verdadeiro tem para dar.
- Recusar amor, inclusive sexo, como forma de vingança, destrói um relacionamento amoroso.
- O sexo casual jamais é um caminho para o amor. A sexualidade é, em si, gratificante, mas só tem importância e valor e satisfaz se houver amor.
- Por mais que queiramos, não funciona pedir amor a quem não tem para dar.
- Quando é muito mais fácil amar do que ser amado, esse amor está fundamentado na insegurança. Só estamos compensando um sentimento muito mais profundo de que não somos dignos de sermos amados.

QUAL É MEU PRÓXIMO PASSO?

- Prioridade máxima: faça mais o que estiver fazendo bem; faça menos o que não estiver funcionando para você.
- Expresse mais sua admiração pela outra pessoa.
- Quando sentir que um vínculo com alguém está se criando, encoraje-o de uma maneira afetiva e entusiástica. Não crie nenhuma expectativa e o vínculo se formará por si mesmo.
- Deixe os outros serem como são e não os julgue. Se tiver que emitir algum julgamento, procure ser neutro. Não é possível amar a todos que conhecemos, mas podemos evitar sinais de desaprovação e desamor.
- Leia textos e poesias que exaltem o amor incondicional. Assim você renovará sua visão do amor eterno nesta terra.
- Uma forma de irradiar o amor altruísta é ajudar quem precisa. Aliviar a solidão, o isolamento e a pobreza é mais um passo para o amor incondicional.
- Perceba sinais de autojulgamento. Você não precisa morrer de amores por si mesmo – isso é só o ego procurando melhorar a própria imagem. Entre em estado meditativo e a autocrítica tende a desaparecer. Não lute contra ela, apenas pare de ouvir.

O que você percebeu hoje:
_____
_____
_____
_____
_____

4º DIA: VALOR PRÓPRIO E IMPORTÂNCIA PESSOAL

OBJETIVO: RECONHECER O PRÓPRIO VALOR E VIVER DE ACORDO COM ELE

Percepções para hoje:

Sentimos valor próprio conhecendo nossa própria verdade.
Conhecendo nosso eu verdadeiro, a vida começa a ter sentido.
Os valores do eu verdadeiro acrescentam outros níveis ao sentido da vida.
O verdadeiro objetivo é alcançar a consciência plena.
Quando estamos plenamente despertos, a verdade se expressa.
O sentido da vida está no momento presente e como reagimos a ele.
A consciência pura é o reservatório de possibilidades infinitas, fonte dos propósitos e dos significados.

A riqueza da vida é o simples fato de estarmos vivos. A consciência plena flui através de cada célula de nosso corpo, e o universo conspira para que isso aconteça. A verdade desse conceito é evidente no eu verdadeiro. Ninguém duvida de seu valor próprio. A vida tem um objetivo para cada um de nós por sermos seres conscientes. Mas, se nossa consciência for limitada, teremos um valor duvidoso. Uma personalidade baseada no ego tem esse tipo de valor porque está desconectada do eu verdadeiro. Viver a partir do ego é não acreditar no próprio valor.

Na meditação total, a calma e o silêncio interiores se justificam. Não é preciso muito trabalho nem é uma questão de mérito. Esse princípio também se aplica fora do estado meditativo. Quando compreendemos isso, nossa existência faz sentido desde o momento em que nascemos. O segredo é compreender. Temos que ver e sentir nosso valor próprio. A maioria das pessoas se valoriza da maneira errada. Elas querem ser valorizadas exteriormente antes de se valorizarem, e, se recebem críticas, ficam arrasadas. Quem se prende a aprovações e críticas externas não vai nunca se valorizar de uma forma duradoura e inabalável.

A valorização do ego é temporária. Normalmente, o "eu" busca exterioridades como dinheiro, posses e *status* para provar que tem valor, mas é pura fachada. O ego só tem valor genuíno quando está em conexão com os valores do eu verdadeiro. Todo mundo experimenta essa conexão estando ou não ligado, o que prova que o eu verdadeiro quer se comunicar conosco.

Por isso temos impulsos amorosos, ausência de dúvidas, desejos de mostrar gratidão e sensações de bem-estar. "Eu me basto" é uma atitude subjacente a tudo que fazemos. Quando a conexão se tornar permanente, o que só acontecerá se estivermos plenamente despertos, estaremos em uma posição única. Nossa vida expressa tudo o que o ego tenta conseguir valorizando a si mesmo. Mas na realidade somos humildes e altruístas. Nós nos tornamos instrumentos da consciência superior que irradia sua verdade sobre o mundo.

AS TRÊS PERGUNTAS QUE MAIS IMPORTAM

Hoje você vai se aproximar do valor próprio e da importância pessoal inabaláveis refletindo sobre as três perguntas que mais importam. Talvez seja melhor escolher uma pergunta por vez. Concentre-se naquela que mais se adequar a você.

O QUE ESTOU FAZENDO CERTO?

- Todo passo dado que dê a você um senso de propósito está certo. Ao entrar em estado meditativo, você experimenta algo muito simples, mas muito importante: um senso de si mesmo. Em tudo que pensamos, dizemos, sentimos e fazemos, o senso de si mesmo observa em silêncio e não muda nunca.

- Goste de ser quem você é. Pare e sinta como é bom estar aqui. "Sou eu" é o alicerce do eu verdadeiro.
- Confie sempre em seus sentimentos, nas coisas em que acredita, em seu trabalho, no papel que ocupa em sua família. São coisas só suas e de mais ninguém. Valorize-as e sinta orgulho delas.
- Permita que os outros elogiem e demonstrem admiração por você. Nem sempre é fácil receber elogios, mas eles refletem seu valor.
- Assuma um projeto que realmente interesse. O valor próprio precisa se expressar no mundo. Pensar que você faria melhor ou que não saberia fazer são embustes criados pelo ego. Envolvendo-se em um projeto em que acredita, o valor próprio se expande e evolui.
- Modéstia e humildade são manifestações de grande valor próprio quando esses sentimentos vierem do eu verdadeiro.
- Um princípio fundamental é respeitar o outro como respeita a si mesmo. Essa é uma atitude natural do eu verdadeiro, porque o eu verdadeiro é o mesmo em todos nós.

O QUE NÃO ESTÁ FUNCIONANDO PARA MIM?

- Não é bom se sentir pequeno e insignificante.
- Ligar-se a alguém mais forte e realizador pode ser uma excelente experiência, mas nada agregará nada a seu próprio valor. Na maior parte do tempo, você vai procurar preencher um vazio interior. Quando se afastar daquela pessoa, o buraco estará maior e mais vazio do que antes.
- Engrandecer a si próprio diminuindo os outros também não funciona. Você não vai convencer ninguém e só criará ressentimentos. Inferiorizar o outro é um reflexo de sua própria insegurança.
- A imagem que temos de nós mesmos não é a mesma do eu verdadeiro, e poli-la só satisfaz o ego e nos mantém

desconectados desse nosso eu interior. Pela própria natureza, é uma imagem enganadora porque mascara o que está por baixo. Isso é só o ego pensando que faz um bem a si mesmo escondendo o que é vergonhoso para que ninguém veja. Mas a grande perda é que essa imagem oculta o eu verdadeiro, que pode curar todas as fraquezas e feridas.
- Também não dá certo querer parecer importante aos olhos dos outros. As pessoas sempre têm opiniões a nosso respeito, justas ou não. Deixe que vejam o que quiserem. Isso não é de sua conta.

QUAL É MEU PRÓXIMO PASSO?

- Prioridade máxima: faça mais o que estiver fazendo bem; faça menos o que não estiver funcionando para você.
- Do modo que for mais fácil, seja modesto e despretensioso. No nível do eu verdadeiro, é a consciência pura que nos faz como somos, e não o ego.
- Ser o melhor possível é mais importante do que fazer o melhor possível. É claro que é muito bom fazer o melhor possível, mas o ser, sua consciência, determina seu valor muito mais do que tudo o que você faz.
- Seja grato pelas coisas boas que brotam de sua fonte. As coisas que você mais aprecia não foram criadas pelo ego de ninguém.
- Se perceber que a palavra "eu" está se tornando repetitiva, entre em meditação e se reconecte com quem você realmente é. Sua verdadeira natureza é altruísta.

O que você percebeu hoje:
_____
_____
_____
_____

5º DIA: CRIATIVIDADE E DESCOBERTA

OBJETIVO: FAZER DE SUA VIDA UMA VIAGEM DE DESCOBERTAS

Percepções para hoje:

Seguindo sua curiosidade, você nunca vai envelhecer.
Renovar-se é o eterno segredo da vida.
Tudo em que prestar atenção revelará um mistério.
Explore o mundo e você explorará a si mesmo.
A cada nova descoberta você descobre a si mesmo.
A consciência é criativa e curiosa por natureza.
Quem é fascinado por mudanças tem uma vida mais criativa.
A cada momento uma nova descoberta.

Estamos destinados a uma vida criativa desde o momento em que nascemos. Isso nos é dado pela consciência, que por sua própria natureza anseia conhecer e compreender. O que tanto nos encanta nas crianças é o fascínio por novas descobertas. A vida não para de nos mostrar coisas novas. Se estivermos atentos, tudo a nosso redor nos revela algo que não conhecíamos. Mas, se não damos atenção, o encantamento desaparece e a vida volta a ser previsível e rotineira.

Você teme as mudanças ou é fascinado por elas? Quem resiste a mudanças no fundo tem medo delas (muitas vezes nem tão profundamente assim). São pessoas que se forçam a acreditar que uma vida rotineira e previsível é sinônimo de segurança. Mas essa estratégia fracassa diante da realidade, porque a vida nada mais é que mudança. Diariamente o mundo se renova. Ou você acorda e aceita esse fato ou está se condenando a uma consciência constrita, um tédio crescente, e acabará se cansando da própria vida.

O eu verdadeiro encara a vida como uma viagem de descobertas e busca explorar as possibilidades apresentadas diariamente. Não há mistério nenhum por trás disso – é só o eu verdadeiro expressando uma curiosidade e um encantamento que são inatos em todos nós. Despertar é um estado imprevisível. E tem que ser, porque a consciência tem saídas criativas a todo momento.

Temos tanta necessidade de saber das novidades que ficamos presos na tevê e nas redes sociais 24 horas por dia, sete dias por semana. Ficamos tão ansiosos para saber o que acontece com outras pessoas que não estamos sintonizados no que acontece conosco. O ego como personalidade evita olhar muito profundamente para si próprio porque tem medo do que pode encontrar. Para não conhecer a si mesmo, ele nos conta histórias baseadas no passado. O "eu" é construído de antigas memórias. Quando saímos da cama para repetir as mesmas coisas que fizemos ontem, só vamos despejar vinho velho em garrafas novas.

A verdadeira renovação começa no estado meditativo. Quando nossas percepções estão conectadas com o verdadeiro eu, são todas novas e frescas. O eu verdadeiro vive no presente, que é o único lugar onde é possível conhecê-lo. O eterno eu é o eterno agora. É a coisa mais importante que se tem para conhecer.

AS TRÊS PERGUNTAS QUE MAIS IMPORTAM

Hoje, você vai se renovar ao refletir sobre as três perguntas mais importantes. Talvez seja melhor escolher apenas uma pergunta por vez. Concentre-se naquela que mais se adequar a você.

O QUE ESTOU FAZENDO CERTO?

- Tudo que despertar sua curiosidade é bom. Quando entramos em estado meditativo, o silêncio renova a mente. Só a mente renovada tem novas intuições – e as descobertas acontecem.

- Esteja aberto a todos que conhecer, sem preconceitos e julgamentos. Estando desperto, as pessoas tornam-se tão fascinantes quanto você torna-se para si mesmo.
- Habitue-se a prestar atenção. A vida perde toda a graça quando não nos atentamos para as novidades que se apresentam a todo momento.
- Sempre que quiser, retorne ao centro e aguarde a próxima e surpreendente descoberta. Estando desperto, o silêncio interior sempre estará sintonizado com o que estiver próximo.
- Se algo lhe parecer muito importante, lembre-se de que o grau de importância é sempre pessoal. Ao nos vermos refletidos no mundo exterior, temos uma excelente oportunidade de descobrir algo novo. Quando alguma coisa nos surpreende, alegra e encanta, somos nós que trazemos à luz as qualidades de nosso eu verdadeiro.
- É melhor explorar a si mesmo do que explorar o mundo exterior. Os valores reais da vida – a verdade, a beleza, nossos objetivos, nossa determinação, o amor, a compaixão e outros valores espirituais – estão encerrados no eu verdadeiro. Entramos em contato direto com eles quando iniciamos a viagem para o autoconhecimento.

O QUE NÃO FUNCIONA PARA MIM?

- Qualquer coisa que torne sua vida tediosa, rotineira e previsível não funciona.
- Também não funciona subestimar o outro. Você está negando a ele a chance de se renovar, que é o que você quer para si mesmo.
- Você está vivendo na personalidade do ego quando nada mais lhe interessar e entusiasmar. Manter as coisas como são é o principal mecanismo de defesa do ego. A previsibilidade dá ao "eu" a falsa sensação de estar no controle. Mas é só o ego estacionado em uma existência muito limitada.

- Resistir à mudança também não funciona; só alimenta a insegurança e o medo do ego. A realidade é um eterno processo de mudança. Aceite esse fato, e a mudança acontecerá sem causar ansiedade. Resista e a mudança causará muita ansiedade.
- Ceder a quem exige que você mude também não funciona. Por mais que o outro queira colocar você dentro da caixa, o único que pode fazer isso é você mesmo. Sabemos que estamos dentro da caixa quando estamos com tédio de nós mesmos. Isso acontece quando nos obrigam a concordar, a nos encaixar, a esperar a aprovação e a nos submetermos às convenções sociais.

QUAL É MEU PRÓXIMO PASSO?

- Prioridade máxima: faça mais o que estiver fazendo bem; faça menos o que não estiver funcionando para você.
- Da maneira que for mais fácil, abra-se para pessoas e experiências novas.
- Busque o novo em seus relacionamentos. A renovação do interesse não acontece porque a outra pessoa muda, mas porque você prestou atenção nela e a compreendeu.
- Pare de se repetir, pensar igual, ter as mesmas atitudes e escolher sempre as mesmas coisas. São todos sintomas de que você não está desperto.
- Aproveite e ame a vida. Ela está presente nas crianças, na arte, na música, nas belezas da natureza, na luz da consciência pura e na leveza do ser.

O que você percebeu hoje:
_____
_____
_____
_____
_____

6° DIA: PROPÓSITO ELEVADO E ESPIRITUALIDADE

OBJETIVO: IRRADIAR SEUS VALORES ESPIRITUAIS

Percepções para hoje:

Nosso maior propósito é despertar.
Propósito superior e espiritualidade são a mesma coisa.
Viver separado é uma ilusão da qual podemos acordar.
A conexão com a consciência pura está sempre presente.
O eu verdadeiro irradia a presença divina.
O propósito superior depende de quem somos e não do que fazemos.
Somos infinitamente valorosos no interior do ser.
A realização espiritual é despertar no eu verdadeiro.

O eu verdadeiro irradia todos os valores espirituais que tanto buscamos. Uma vez despertos, todos nós irradiamos, sem nenhum esforço, os mesmos valores de amor, compaixão, bondade, empatia e compaixão. Todos nós vislumbramos esses valores interiormente. Praticando a meditação total, o vislumbre se expande, se aprofunda e é mais frequente.

Hoje, nos vemos diante de um dilema frustrante: almejamos a espiritualidade, mas não temos uma vida espiritual. À medida que as religiões organizadas deixaram de nos satisfazer de várias maneiras, a espiritualidade foi se tornando uma aventura solitária que nos enche de esperanças, mas também de dúvidas perturbadoras sobre a jornada interior. Além disso, com as exigências e a complexidade da vida moderna não temos tempo de "ser espirituais".

A solução é permanecer em nosso próprio centro espiritual, o estado de consciência que é desenvolvido na meditação total. Não existe uma separação real entre a vida mundana e a vida espiritual, embora tantos séculos de religiões organizadas tenham criado em nós o hábito de condenar a vida mundana em oposição a Deus e à devoção. Entretanto, é na consciência que tudo acontece. Ninguém precisa de uma consciência para constituir família, trabalhar e fazer compras, e outra consciência para cultuar suas devoções. É no eu verdadeiro que se expressam os valores humanos mais preciosos. No eu verdadeiro, amor é amor, devoção é devoção.

Portanto, os valores espirituais que tanto ansiamos estão perfeitamente integrados à vida diária e podem ser acessados se estivermos despertos. *E, quanto mais despertos estivermos, mais irradiaremos o espírito. O eu verdadeiro irradia sobre tudo o que fazemos, porque o mais importante não é fazer, é ser.* O que somos tem mais valor espiritual do que os pensamentos e os atos mais reverentes. É o eu verdadeiro que nos concede tal presença. Podemos até chamar de divina presença, mas prefiro o puro Ser. Deus e o puro Ser são apenas nomes da fonte da criação, mas ambos são igualmente absolutos, infinitos, todo-poderosos e oniscientes.

Quanto mais nos aproximamos de nossa fonte, mais próximos estaremos da fonte da criação. Uma não é diferente da outra. Só por isso nossa existência é infinitamente valiosa. Compartilhamos nosso eu verdadeiro com o eu verdadeiro de santos e sábios. Uma vez aceita essa verdade, a jornada espiritual não será nem frustrante nem longa. Todos os vislumbres de nosso eu verdadeiro nos dizem quem somos de fato e que não mais teremos de trilhar um árduo caminho para nos conhecermos.

AS TRÊS PERGUNTAS QUE MAIS IMPORTAM

Hoje você pode viver em seu centro espiritual e refletir sobre as três questões importantes. Talvez seja melhor escolher uma pergunta por vez. Concentre-se naquela que mais se adequar a você.

O QUE ESTOU FAZENDO CERTO?

- Qualquer ação que faça sentir uma presença espiritual em nós mesmos está certa. Entrando em estado meditativo, um canal é aberto para que os valores espirituais irradiem.
- Aceite que todas as pessoas podem compartilhar seu eu verdadeiro, que todas têm potencial para expressar valores superiores de amor, compaixão e perdão. Todo mundo pode vislumbrar um estado desperto, mesmo que não valorizem como deveriam.
- Habitue-se a perceber os vislumbres de seu eu verdadeiro. Pare e diga a si mesmo: "Isso é o que eu realmente sou".
- Não é certo definir os outros pelos próprios comportamentos, humores, hábitos e fraquezas. Todos sofrem por estarem desconectados de seu eu verdadeiro. Agradeça por estar conectado e não julgue os outros por não estarem.
- Sempre que puder, aja pelo seu coração. É o caminho mais seguro para se religar ao eu verdadeiro. O coração sana as feridas e encoraja a aceitação, o que todos nós precisamos.

O QUE NÃO FUNCIONA PARA MIM?

- Toda ação que faz você se sentir isolado, solitário e insignificante não funciona.
- Tentar ser espiritual não funciona. Nada substitui o eu verdadeiro, que é naturalmente espiritual pela própria natureza.
- Fazer alguém se sentir indigno não funciona. É como afirmar que a pessoa não tem um eu verdadeiro. Procure ser paciente e compreensivo. Será mais fácil se nos lembrarmos que também não estamos perfeitamente conectados com nosso eu verdadeiro. Todo mundo pode se curar.
- Amar um Deus impiedoso, vingativo e cruel também não funciona. Deus deve ser um modelo para a humanidade, e

o mundo seria muito mais difícil se não houvesse bondade e compaixão.
- Estaremos desconectados de nosso eu verdadeiro se deixarmos de acreditar em nossa importância. Somos infinitamente valiosos, mas para ter certeza é melhor estarmos conectados com essa verdade. Acreditar nos valores espirituais é a melhor forma de ter fé.

QUAL É MEU PRÓXIMO PASSO?

- Prioridade máxima: faça mais o que estiver fazendo bem; faça menos o que não estiver funcionando para você.
- Defina-se por suas melhores qualidades. Rejeite pensamentos que o rebaixem. Funciona dizer a esses pensamentos: "Não preciso de vocês. Nada disso sou eu".
- A humildade é uma qualidade espiritual; a autodepreciação não é. É sinal de que você está julgando contra si mesmo. Fique atento para jamais aceitar um comentário ou anedota que o faça sentir-se menor e menos valoroso. E lembre-se: você está além da crítica e da aprovação de terceiros.
- De uma maneira que seja fácil, faça os outros se sentirem tão valorizados quanto você se valoriza.

O que você percebeu hoje:
_____
_____
_____
_____
_____

7º DIA: TOTALIDADE E UNIDADE

OBJETIVO: VIVER EM LIBERDADE E BEM-AVENTURANÇA PLENAS

Percepções para hoje:

O eu verdadeiro não nasce e não morre nunca.
Por sermos eternos, somos plenos. Por sermos ilimitados, somos plenos.
Basta estar aqui e agora. A busca termina quando compreendermos isso.
A consciência pura está completa; somos consciência pura.
Estamos além da luz e da escuridão, do bem e do mal – os opostos se fundem. E nossa existência é puro êxtase.
Na plenitude somos livres, porque nada se opõe a nós e não há nada para nos opormos.

Existem muitas coisas pelas quais temos que lutar, e a vida é repleta de conquistas. A única coisa pela qual não se pode lutar é a plenitude. Ou estamos plenos ou não estamos. Não se mede a plenitude com nada que tenhamos feito ou possamos fazer. A plenitude é algo que se percebe. É como olhar no espelho espiritual e ver a verdade refletida.

Até estarmos plenamente despertos é difícil conceber a plenitude. Somos treinados para viver separados. Dividimos nossas experiências em pares de opostos como bem e mal, "você" e "eu", gostar e não gostar. A constante atividade de aceitar X e rejeitar Y ocupa a personalidade do ego incessantemente. Parece que não temos escolha senão definir o "eu" como um amontoado de coisas que aceitamos e rejeitamos. Enquanto nos identificarmos com a personalidade do ego, não há dúvida de que nossa identidade criará raízes.

Existe, porém, uma alternativa, que é "está tudo bem". Nessas três palavras está oculta uma liberdade. Se tudo vai bem, terminam a luta, a resistência, o medo e a limitação, que só existem porque a personalidade do ego vê que algumas coisas *não* estão bem.

Enquanto estivermos identificados com o "eu", é impossível que tudo esteja bem; e enquanto todo mundo estiver identificado com o "eu", é quase impossível ou, no mínimo, confuso chegar a uma mesma conclusão.

"Está tudo bem" é o estado natural de um corpo saudável. Todas as células estão coordenadas entre si. Todos os processos internos se fundem na totalidade. Por que é tão difícil transferir essa totalidade para o resto da vida? Porque a culpa não é da natureza humana nem da lamentável condição do planeta. Ambos refletem um estado de consciência sintonizado com a separação. A vida segue por meio da colisão de opostos, porque é assim que vivemos.

Entendo que o leitor reaja instintivamente ao "está tudo bem", porque estamos condicionados a navegar pelo estado de separação. Vemos coisas malfeitas e queremos corrigi-las. Vemos coisas boas e queremos que se repitam. Parece que é assim que se deve viver, mas despertar é algo muito diferente e exige uma mudança interior.

A plenitude é tão natural tanto para a mente quanto para o corpo porque o corpo-mente é uma coisa só. Quando um aspecto do corpo-mente se desequilibra, voltará a equilibrar-se naturalmente. Retornar à plenitude leva tempo, porque alguns desequilíbrios se consolidam, mas o processo de retorno à plenitude está sempre presente em nós. Só a personalidade do ego pode aumentar ou tornar permanente o desequilíbrio.

Os sinais da plenitude estão presentes aqui e agora em cada um de nós. Vislumbramos a plenitude em momentos de liberdade, calma, quietude e bem-aventurança. Particularmente neste último, porque as demais condições são passivas. Quietude e calma são ausência de perturbação. A bem-aventurança é uma experiência vibrante. A alegria e a bem-aventurança são inconfundíveis. Por mais gratidão que tenhamos por um momento de bem-aventurança, ela é sempre permanente e imutável. O eu verdadeiro sabe disso; quando despertamos nos unimos ao eu verdadeiro e o êxtase será constante e jamais se afastará de nós.

AS TRÊS PERGUNTAS QUE MAIS IMPORTAM

Hoje você vai conhecer a bem-aventurança refletindo sobre as três perguntas que mais importam. Talvez seja melhor escolher uma pergunta por vez. Concentre-se naquela que mais se adequar a você.

O QUE ESTOU FAZENDO CERTO?

- Qualquer coisa que o deixe feliz está certa. O estado meditativo torna isso possível quando você quiser. A experiência da bem-aventurança pode acontecer sentando-se em silêncio e relembrando momentos de prazer e alegria. Você induz o que os psicólogos chamam de "bem-aventurança espontânea". Isso quer dizer que você, e não o mundo exterior, faz a bem-aventurança acontecer. Sem que você perceba, ela está sempre lá, na consciência, e em nenhum outro lugar.
- Para ser feliz não pode existir nenhum conflito interior. Esse conflito vem na forma de dúvida, de sentimentos variados, expressando resistência ou sentindo resistência nos outros, alimentando velhas mágoas. Fique atento a esses sinais e livre-se deles. Não lute contra nem alimente nenhum rancor por eles.
- Habitue-se a ser uma pessoa inclusiva. A plenitude não ergue barreiras de rejeição e o eu verdadeiro também não.
- Invente uma forma própria de "seguir a bem-aventurança". O caminho para a plenitude segue nessa direção. Reserve um momento, de preferência vários momentos diários, para revigorar seu senso de bem-aventurança.

O QUE NÃO ESTÁ FUNCIONANDO PARA MIM?

- Qualquer coisa que crie um conflito interior não está certa.
- Você incita o conflito pensando em termos de nós contra eles.
- Você criará um conflito se acreditar que todo mundo está contra você.
- Não é bom acreditar que ser feliz é só para os outros. Felicidade é um sentimento natural de quem "está bem". A raiz de sua própria infelicidade está em como você se julga.
- Aceitar tanto o mal quanto o bem costuma ser sinal de que você aceita que a vida seja amarga tanto quanto pode ser doce. Em seu verdadeiro eu não existem amarguras, porque são frutos de arrependimentos e ressentimentos passados. Tenha sempre em mente que a real natureza da consciência é a felicidade, mesmo que a vida apresente dificuldades. Uma laranja azeda não é motivo para descartar toda a colheita.

QUAL É MEU PRÓXIMO PASSO?

- Prioridade máxima: faça mais o que estiver dando certo; faça menos o que não estiver funcionando para você.
- Defina para si os mais altos objetivos, que são liberdade e felicidade. Celebre todas as vezes que se livrar das limitações autoimpostas.
- Faça o possível para não transformar qualquer situação em vencedores e perdedores, nós *versus* eles e outras formas de divisibilidade. Todas as divisões nascem e desaparecem dentro de você.
- Mergulhe em leituras inspiradoras que expressem êxtase e liberdade. Nada melhor que isso para deixá-lo mais feliz sempre que desejar.

O que você percebeu hoje:
_____
_____
_____
_____

VIBRANDO O SILÊNCIO

52 MANTRAS

Esta sessão do livro traz 52 mantras que podem ser usados como um curso de meditação com mantra ou escolher um mantra por vez para enriquecer espontaneamente sua vida interior. Mas antes é preciso conhecer o valor de um mantra.

Qual é a melhor forma de usar o silêncio? Essa pergunta foi feita há milhares de anos quando foi descoberto que a mente poderia ser silenciosa. Como já mencionamos, o silêncio pode ser útil ou inútil. Em si, ele não tem nenhum valor especial, é só a mente encerrando sua atividade incessante. Mas, em algum momento da História Antiga, quando foi percebido, aconteceu outra descoberta: o silêncio é mais do que um entorpecimento; é um estado potencializado da consciência com oportunidades criativas especiais.

É possível criar qualquer coisa a partir de sua "substância" invisível. Ao longo da vida usamos nossa capacidade de criar pensamentos e sentimentos. Toda ideia, seja ela trivial, seja ela devastadora, emerge desse silêncio. É natural esperar que seja a melhor. Quanto mais criativas e necessárias à vida forem essas ideias, melhores serão para você.

Na Índia surgiu toda uma ciência das vibrações (conhecida como *shabda*, em sânscrito), especificamente para enriquecer o silêncio interior. A característica central dessa ciência é o mantra, que é a palavra usada na meditação por seu valor vibracional. Aqui, *vibração* não significa exatamente a mesma coisa que as vibrações sonoras que nossos ouvidos captam. É um termo que se aproxima da física quântica, que reduz matéria e energia em vibrações e ondas no campo quântico. Antes de um gato ser gato, ele é feito de átomos. Os átomos são partículas subatômicas que se dissipam em ondas e vibrações invisíveis no campo quântico.

Vemos aí que as vibrações são criativas e que o propósito do mantra é criar uma qualidade no silêncio que nos permita trazer à consciência valores inconscientes de amor, serenidade, compaixão, empatia, criatividade e outros mais. Ao vibrar o silêncio, os mantras enriquecem a vida interior de uma pessoa, com inúmeras consequências em sua vida exterior.

COMO USAR OS MANTRAS

Cada mantra nos é dado de duas maneiras: como um som em sânscrito que é repetido mentalmente em silêncio ou como uma afirmação de como deve ser seu efeito. Os mantras mais simples são monossilábicos, como *Om*, e mais fáceis de serem repetidos em silêncio; outros têm cinco ou mais sílabas. Se você achar difícil se lembrar dos mantras mais longos, use só seu lado afirmativo.

Por serem ao todo 52 mantras, podemos percorrê-los sistematicamente, usando um deles por semana durante todo o ano. Alguns preferem abrir os mantras aleatoriamente e usá-los conforme se apresentem.

Usar um mantra é muito simples.

1. Escolha um mantra.
2. Feche os olhos e medite nesse mantra por cinco a dez minutos.
3. Leia a afirmação que acompanha o mantra e reflita sobre ela para se harmonizar com seu efeito benéfico.

Não é preciso recitar o mantra mentalmente para criar um ritmo. Só fale o mantra se notar que o perdeu. Repetir o mantra mecanicamente não ajuda em nada.

Todo o procedimento deve ser relaxado e fácil. O mantra deve ser como qualquer outra palavra que lhe venha à mente, entrando e saindo do consciente sem que você interfira. Ele só vai funcionar se você se sentir confortável. Não há um jeito errado de meditar com mantra.

MAIS ALGUMAS PALAVRAS SOBRE OS MANTRAS

Mantras são sons básicos do sânscrito que contêm energia e intenção de promover o crescimento espiritual. São ferramentas para despertar que estimulam o processo natural de transformação espiritual. É a inteligência inerente à consciência pura entrando em ação. Como vimos neste livro, é a mente que se aproxima naturalmente da fonte com atenção ilimitada e silenciosa. A meditação com mantra é uma excelente maneira de enriquecer o tempo que você passa em estado meditativo.

Você já deve ter ouvido que alguém recebeu um mantra que seja só seu. Existem milhares de mantras, mas os chamados mantras sementes, ou *bija*, são atribuídos pessoalmente e os mais indicados para quem está começando. Eles são as vibrações mais básicas, os sons primordiais da consciência pura, e agem em um nível da mente muito mais profundo que os pensamentos e até mesmo os sentimentos.

Por serem vibrações básicas da natureza, os sons primordiais já existiam antes de a linguagem se desenvolver; os mantras sementes não representam nada que seja pensado nem possuem um significado específico. Mas são frequências fundamentais da consciência associadas a sons que nos permitem meditar da maneira mais pura. É por isso que vou começar pelos mantras sementes. Eles conciliam a vida pessoal com os impulsos de criatividade e inteligência da Natureza.

Os últimos mantras da lista têm aplicações mais específicas que serão explicadas em cada um. A meditação com mantra é baseada em amplas e abrangentes pesquisas de práticas meditativas. Reduzir a ansiedade, baixar a pressão sanguínea, controlar o estresse são alguns dos benefícios já comprovados para o corpo-mente. Agora eu os convido a experimentar os mantras – são muito eficientes no amplo espectro da meditação total.

1. OM
A CONSCIÊNCIA PURA É A FONTE DA CRIAÇÃO.

Este mantra semente não tem um significado específico. Está associado à existência inclusiva expressa na vibração primária *Om*. É o som da vibração da consciência, em que são gerados os processos da criação.

2. HRIM
SOU A VERDADE E A ALEGRIA.

O som deste mantra semente é a energia da consciência associada ao centro espiritual da pessoa. Irradia a luz da verdade, da força, do amor, da expansividade e da felicidade.

3. KLIM
SOU A FORÇA DO AMOR E DA REALIZAÇÃO.

O som deste mantra semente é o fluxo da consciência que está sempre criando, alimentando, refrescando, revitalizando, atraindo e se deleitando.

Podemos dizer que é uma energia que realiza os desejos mais profundos do coração, e não só de amor, mas a suprema alegria de um despertar.

4. SHRIM
SOU BELEZA, ABUNDÂNCIA E ALEGRIA.

Este mantra semente tem o som da energia da consciência pura que expressa qualidades de abundância, criação, generosidade, devoção, felicidade, beleza e prazer. É uma energia delicada que alimenta os valores da criação e dos cuidados na consciência humana.

5. HUM
SOU A FORÇA DA TRANSFORMAÇÃO.

O som deste mantra semente expressa a força transformadora da consciência. É visualizado como uma chama espiritual que ilumina e confirma o que é verdadeiro e duradouro, ao mesmo tempo que purifica e remove o que é falso, negativo e transitório.

6. KRIM
SOU A FORÇA DA EVOLUÇÃO.

O som deste mantra semente expressa o poder de organização da consciência. É a energia que mantém cada célula funcionando e torna o pensamento ordenado. A mesma energia une mente e corpo em um todo que cresce e evolui.

7. GAM
SOU A TOTALIDADE E A HARMONIA.

O som deste mantra semente expande a consciência para vencer obstáculos e ser bem-sucedido. Onde houver bloqueios, este mantra abrirá a percepção até encontrar a solução no eu verdadeiro.

8. AIM
SOU CRIATIVIDADE E INSPIRAÇÃO.

O som deste mantra semente desperta a consciência para a compreensão espiritual, a percepção e a inspiração criativas. Ajuda especialmente a quem ensina, aprende, pesquisa, faz arte e música.

9. DUM
SOU FORTE E DESTEMIDO.

O som deste mantra semente estimula a energia da proteção maternal, do encorajamento, da força e do empoderamento. Representa o eu verdadeiro na superação das dificuldades e na resistência.

10. HAUM
SOU CONSCIÊNCIA AMPLA, ILIMITADA.

O som deste mantra semente afirma que a natureza essencial não é condicionada, limitada e definida por quaisquer experiências, positivas ou negativas. O eu verdadeiro é um campo ilimitado de possibilidades o tempo todo e em qualquer circunstância.

11. AIM KLIM SAUH
MEU CORAÇÃO ESTÁ REPLETO E SATISFEITO.

Este mantra é uma combinação de sons que buscam realizar os desejos mais sinceros. O coração renovado também soluciona antigas questões estressantes, ansiedades, sofrimentos e mágoas.

12. HRIM SHRIM KLEEM
SOU SABEDORIA, AMOR E GENEROSIDADE.

O som deste mantra ativa a energia do centro espiritual para realizar os desejos mais profundos. Busca a sabedoria da consciência pura.

13. OM HAUM JUM SAH
A LUZ CURADORA DA SABEDORIA E DA VERDADE ME PREENCHE.

O som deste mantra cura o corpo-mente e alivia a dor e o sofrimento. Ajuda a remover emoções negativas de tristeza e desesperança. Afasta o medo de mudar ao reconhecer que o eu verdadeiro é imutável.

14. OM HRIM SHRIM DUM
SOU FORTE, DESTEMIDO E SÁBIO.

Este mantra reúne os sons que engendram recursos interiores de força, coragem e inteligência para enfrentar qualquer desafio que se apresente em seu caminho.

15. LAM
ESTOU FIRME E SEGURO.

Lam é o primeiro dos seis mantras dos centros energéticos espirituais, os chacras, visualizados ao longo da coluna vertebral. O som semente deste mantra estimula o primeiro chacra, situado na base da coluna, nos conecta com nossa fonte de estabilidade e segurança na vida e nos apoia firmemente na Terra para garantir nossa existência física.

16. VAM
ESTOU COMPLETO E SATISFEITO.

O som semente deste mantra estimula o segundo chacra, localizado na área da pélvis. Esse chacra é o centro energético associado à criatividade, à sexualidade, ao desejo e ao prazer.

17. RAM
ESTOU CONFIANTE E FORTE.

Este mantra é o som semente do terceiro chacra, localizado na região do plexo solar. Ele nos conecta com nossa fonte de força e autoestima. Ganhamos segurança e autoconfiança no nível do eu verdadeiro.

18. YAM
SOU AMOR E ALEGRIA.

Este mantra é o som semente que estimula o quarto chacra, do coração, espaço dos sentimentos e das emoções. Quando vivemos no momento presente, o chacra do coração se abre para o amor e a felicidade.

19. HAM
SOU A EXPRESSÃO DA VERDADE.

Este mantra é o som semente que estimula o quinto chacra situado na garganta, que é o centro da fala e da autoexpressão. Quando esse chacra se abre, a verdade se expressa com clareza em tudo o que se diz e se pensa. Você se conecta com a verdade eterna do eu verdadeiro.

20. KSHAM
EU SOU A LUZ DO PURO CONHECIMENTO.

Este mantra estimula o sexto chacra, localizado entre as sobrancelhas. Seu som semente está conectado com o conhecimento infinito da consciência pura. Quando esse centro de energia está ativado, os pensamentos, sentimentos e atos fluem naturalmente de dentro para fora.

21. PRAJNANAM BRAHMA
A CONSCIÊNCIA É A VIDA EM SUA PLENITUDE.

Este mantra tem o significado mais longo e é considerado uma das grandes verdades da existência: tudo é consciência. Em sânscrito, *Brahma* é "tudo", é o Indivisível, a Totalidade. *Brahma* é a suprema realidade. É a fonte de cada um de nós e a fonte da criação na consciência pura.

(Se você tiver dificuldade para recitar mantras mais longos, use a ideia central para meditar.)

22. AYAM ATMA BRAHMA
MINHA NATUREZA ESSENCIAL É BRAHMA.

Este mantra declara que a alma de cada um está unida à alma de todas as criaturas. É *Brahma*. A alma, ou *Atma*, é a parte mais íntima espiritualmente. Existem bilhões de pessoas no mundo e todas as almas expressam a totalidade. Todas têm o mesmo valor espiritual, que é infinito.

(Se você tiver dificuldade para recitar mantras mais longos, use a ideia central para meditar.)

23. TAT TVAM ASI
A CONSCIÊNCIA PURA ESTÁ EM TUDO E EM TODOS.

Este mantra significa "Você é Isto". "Isto" é a nossa essência espiritual. Chamemos de eu verdadeiro, consciência pura ou Ser, todos temos a mesma essência. O som deste mantra nos estimula a reconhecer o Ser, a essência, em todas as pessoas e coisas. É a total ausência de julgamento, porque compreende que todos somos infinitamente abençoados em nosso eu verdadeiro.

24. AHAM BRAHMASMI
EU SOU BRAHMA.

Este mantra significa que "Eu", o *Brahma*, incorpora toda a criação (o eu verdadeiro). Aqui, afirmamos nossa plenitude espiritual e relaxamos à luz da consciência pura, nossa essência.

25. EKAM EVA DVITIYAM BRAHMA
BRAHMA É UM SÓ. NÃO HÁ SEPARAÇÃO.

Este mantra diz, literalmente, que *Brahma* é a única realidade e não existe outra. E por isso também somos uma realidade única. Por mais que nos sintamos separados, isolados e solitários, a totalidade não nos perde de vista. A consciência pura, o que existe de mais poderoso, nos apoia constantemente.

(Se você tiver dificuldade para recitar mantras mais longos, use a ideia central para meditar.)

26. SO HAM
EU SOU.

Este mantra é tão simples que é até difícil entender seu real significado. "Eu sou" significa que o eu verdadeiro existe. E jamais deixou de existir. Ao afirmar "Eu sou", você expressa nada menos que o Ser eterno e imortal.

27. SARVAM KHALVIDAM BRAHMA
TODA VERDADE É BRAHMA.

Este mantra enfatiza que tudo que vivenciamos, tudo que pensamos e sentimos – tudo, enfim – é atividade da consciência pura. É a nossa eterna conexão. Do ponto de vista do eu verdadeiro, a diversidade da criação não esconde o fato de que tudo (*Brahma*) vem da mesma fonte. A consciência pura é o útero da criação.

(Se você tiver dificuldade para recitar mantras mais longos, use a ideia central para meditar.)

28. SAT CHIT EKAM BRAHMA
A REALIDADE É UMA SÓ E É PLENA.

Este mantra afirma que tudo é realidade. E ela não está dividida em experiências internas e externas. Ninguém está sozinho nem está perdido. Todos nós fazemos parte da totalidade, porque o tecido da eterna existência é urdido com nossa própria vida.

(Se você tiver dificuldade para recitar mantras mais longos, use a ideia central para meditar.)

29. OM TAT SAT
A CONSCIÊNCIA ABRANGE A VERDADE ETERNA.

Este mantra afirma a Verdade, com V maiúsculo. Para conhecê-la, temos que estar conscientes. O eu verdadeiro desperto só conhece a Verdade. Por estarmos aqui e agora, somos veículos da verdade eterna. A vida afirma a verdade, e a nossa só será forte e poderosa se estivermos despertos.

30. SATYAM SHIVAM SUNDARAM
A EXISTÊNCIA PURA É BENEVOLENTE E BELA.

Este mantra afirma que a consciência é a fonte de tudo que é bom, verdadeiro e belo. Esses valores preciosos são presentes que recebemos do Ser. O eu verdadeiro vê a vida como um fluxo de beleza e verdade. Estando despertos, entramos nesse fluxo o tempo todo.

(Se você tiver dificuldade para recitar mantras mais longos, use a ideia central para meditar.)

31. OM GAM GANESHAYA NAMAH
EU CONVIDO A INFINITA INTELIGÊNCIA DA NATUREZA.

Este mantra convida a Natureza a permanecer em nossa vida. Ela transborda na inteligência criativa da consciência pura. Nosso eu verdadeiro expressa os presentes que a Natureza nos dá. E esse presente é a inteligência que conhece e soluciona.
(Se você tiver dificuldade para recitar mantras mais longos, use a ideia central para meditar.)

32. OM SHARAVANA BHAVAYA
EU CONVIDO A LUZ DA TRANSFORMAÇÃO.

Estamos cercados de transformações e mudanças, e este mantra convida à transformação pessoal. Do espaço vazio que existe entre o ego e o eu verdadeiro emergem as tendências negativas. A consciência pura transforma todas essas tendências. Este mantra invoca o poder da consciência para realizar mudanças.
(Se você tiver dificuldade para recitar mantras mais longos, use a ideia central para meditar.)

33. OM DUM DURGAYEI NAMAH
EU CONVIDO O PODER ESTIMULANTE E PROTETOR
DE MEU EU VERDADEIRO.

Este mantra refere-se à segurança, a se sentir a salvo. Pela própria natureza, o ego é muito diferente do eu verdadeiro. É inseguro, teme correr riscos e vive se defendendo. O eu verdadeiro, por sua vez, vive em total segurança, não corre riscos e só nos estimula. Só nos sentimos totalmente seguros e a salvo no eu verdadeiro.
(Se você tiver dificuldade para recitar mantras mais longos, use a ideia central para meditar.)

34. OM TARE TUTTARE TURE SWAHA
EU CONVIDO A AJUDA DE TUDO QUE FOR NECESSÁRIO PARA MIM.

Este mantra refere-se a satisfazer as próprias necessidades com a ajuda amorosa do eu verdadeiro. Se o ego tem dificuldade para satisfazer uma miscelânea de necessidades, desejos, vontades e fantasias, o eu verdadeiro sabe o que é preciso para crescer e progredir.

(Se você tiver dificuldade para recitar mantras mais longos, use a ideia central para meditar.)

35. OM SAT CHIT ANANDA
EU CONVIDO A ETERNA BEM-AVENTURANÇA DA CONSCIÊNCIA.

Este mantra afirma que a existência é uma consciência infinitamente feliz. As boas experiências são todas provas dessa bem-aventurança. Sem elas, não existiria felicidade. Estando despertos, somos felizes porque despertamos. E então temos três coisas que nunca terminam: eternidade, consciência e bem-aventurança.

(Se você tiver dificuldade para recitar mantras mais longos, use a ideia central para meditar.)

36. OM RAM RAMAYA SWAHA
EU CONVIDO O PODER CURADOR DA NATUREZA.

Este mantra ativa a força curadora da consciência. A cura faz parte do projeto do corpo humano, e na meditação a cura se estende até a mente. A cura faz parte do projeto da Natureza. Aqui, você pede para ser curado física, mental e espiritualmente.

(Se você tiver dificuldade para recitar mantras mais longos, use a ideia central para meditar.)

37. OM NAMO NARAYANAYA
EU CONVIDO O EQUILÍBRIO E A PLENITUDE.

Este mantra nos harmoniza com o poder da Natureza de equilibrar a mente e o corpo. Recuperamos nosso equilíbrio natural o tempo todo, mas certas experiências provocam desequilíbrios mais duradouros. Este mantra convida a consciência a encontrá-los e corrigi-los, sejam quais forem.
(Se você tiver dificuldade para recitar mantras mais longos, use a ideia central para meditar.)

38. OM ARKAYA NAMAH
EU CONVIDO MEU EMPODERAMENTO PESSOAL.

Este mantra harmoniza a atenção com a força infinita da consciência pura. Sendo plena, a consciência pura não precisa lutar contra nada nem se proteger de nada. Seu poder é absoluto. Com este mantra, convidamos o poder e a força que só teremos se estivermos plenos.
(Se você tiver dificuldade para recitar mantras mais longos, use a ideia central para meditar.)

39. OM MANGALAYA NAMAH
EU CONVIDO A ENERGIA E A PAIXÃO.

A natureza é infinitamente dinâmica e pura energia. Este mantra convida essa energia a penetrar em nossa vida para vivermos apaixonadamente. Paixão é muito mais que emoção. Expressa o dinamismo da consciência pura que nos alimenta.
(Se você tiver dificuldade para recitar mantras mais longos, use a ideia central para meditar.)

40. OM EIM SARASWATIYEI SWAHA
EU CONVIDO A SABEDORIA E A INSPIRAÇÃO.

Este mantra ativa a sabedoria e a inspiração interiores. Sabedoria é mais que conhecimento ou uma longa experiência. Ela incorpora a verdade, aplicando-a nas situações do cotidiano a partir de um lugar muito profundo dentro de você, que é o seu eu verdadeiro. Aqui, você a convida a beneficiá-lo com sua sabedoria.

(Se você tiver dificuldade para recitar mantras mais longos, use a ideia central para meditar.)

41. OM SHRIM MAHA LAKSHIMIYEI NAMAH
EU CONVIDO A ABUNDÂNCIA E A PROSPERIDADE.

Este mantra é sobre a completude da vida. A Natureza é repleta de coisas boas, e o eu verdadeiro conecta você com a infinita abundância da consciência pura. O eu verdadeiro não sente falta de nada. Com este mantra, você se harmoniza com essa perspectiva, para compensar o que estiver lhe faltando.

(Se você tiver dificuldade para recitar mantras mais longos, use a ideia central para meditar.)

42. OM HRAUM MITRAYA NAMAH
ESTOU LIGADO A TUDO NA VIDA.

Reverenciar a vida é um valor espiritual perene. Este mantra convida a energia que mantém a vida onde quer que ela surja. Nós compomos o tecido da vida com fios de amor e tolerância. Assim como a consciência pura nos acolhe amorosamente, nós acolhemos tudo o que nos cerca.

(Se você tiver dificuldade para recitar mantras mais longos, use a ideia central para meditar.)

43. OM GAM GURUBHYO NAMAH
EU CONVIDO A LUZ ESPIRITUAL EM MEU CORAÇÃO.

Este mantra ilumina o caminho para o despertar. Há uma luminosidade incrível no Ser. Com essa luz no coração, o caminho é trilhado com alegria e otimismo. E então a própria caminhada nos preenche. Não é preciso esperar o objetivo final, que é despertar. Há luz e vida a todo momento ao longo de nossa caminhada.

(Se você tiver dificuldade para recitar mantras mais longos, use a ideia central para meditar.)

44. OM SHRIM SHRIYEI NAMAH
ABRO MINHA CONSCIÊNCIA PARA A PLENA REALIZAÇÃO.

Este mantra convida à plena realização interior. O ego não conhece isso nem pode ajudar você a chegar lá. Com este mantra, ampliam-se as possibilidades de sucesso, abundância, beleza, amor e felicidade em todos os aspectos da vida. E então você se dá conta de que a plena realização não é uma meta inatingível, é a própria natureza de seu eu verdadeiro.

(Se você tiver dificuldade para recitar mantras mais longos, use a ideia central para meditar.)

45. ARUL KARUNAI DAYA
EU CONVIDO A GENTILEZA E A EMPATIA.

Este mantra abre espaço no coração para a compaixão e a aceitação. O coração será ocupado pela compaixão, e sua vida será mais fácil, mais agradável e abençoada pela felicidade e gentileza.

(Se você tiver dificuldade para recitar mantras mais longos, use a ideia central para meditar.)

46. OM NAMAH SHIVAYA
EU CONVIDO O SILÊNCIO E A TRANSCENDÊNCIA.

A vida espiritual transcende a vida diária na direção do puro silêncio, da paz e do Ser. Transcender faz parte do caminho espiritual. O que nos atrai e nos faz continuar é a paz que perpassa toda a compreensão que existe dentro de nós. Este mantra ajuda a aprofundar o silêncio interior para que a transcendência seja natural e tranquila.

47. SIDDHO HAM
ESTOU DESPERTO.

Este mantra afirma que a consciência presente é perfeita, aberta, plena e acolhedora. Não falta nada no Ser. Ele afirma a verdade de que você está completo tal como é neste exato momento. Essa verdade é o que lhe dá valor e determina seu lugar no universo.

48. NARASIMHA TAVADA SO HAM
SOU CONSCIÊNCIA INSUPERÁVEL.

Minha consciência transforma toda a negatividade no mais alto bem. Este mantra ativa o aspecto da consciência que transforma os mais intrincados problemas em soluções úteis e evolutivas.

(Se você tiver dificuldade para recitar mantras mais longos, use a ideia central para meditar.)

49. SHRI DHANVANTRE NAMAH
PEÇO A CICATRIZAÇÃO DE VELHAS FERIDAS.

Este mantra ajuda a cicatrizar feridas e traumas profundos demais para serem alcançados pelo ego, que teme sofrer novamente o que sofreu no passado. Mas o eu verdadeiro cura sem causar dor. Não há mais nada para se investigar ou pensar. A força curadora da consciência trabalha em silêncio e é infinitamente cuidadosa.

(Se você tiver dificuldade para recitar mantras mais longos, use a ideia central para meditar.)

50. SHIVO HAM
EM MINHA NATUREZA ESSENCIAL, EU SOU DIVINO.

Este mantra diz "eu sou divino", mas esse "eu" não é o ego. É o eu verdadeiro, que é puro espírito. Ao harmonizar-se interiormente com o divino, você chegará cada vez mais perto do Ser eterno. Ali, você sabe quem realmente é e que não existe separação entre o mundo e o divino.

51. AHAM PREMA
EU SOU AMOR.

Este mantra revela outro aspecto de nossa verdadeira identidade: somos o amor. E por isso não precisamos mais procurá-lo. O amor é nossa própria natureza. O amor que recebo de fora é um reflexo de meu próprio amor. Quanto mais conscientes estivermos do que é o amor, mais amor eterno veremos em todas as coisas.

52. OM SHANTI OM
EU IRRADIO PAZ.

Shanti é o som da paz em todas as suas formas: paz mental, paz mundial, a própria paz existencial. Este mantra tranquiliza o corpo emocional e suaviza o coração. Tem o efeito de acalmar toda agitação e todo conflito. Repetir *Om Shanti Om* em meditação é afirmar que a paz universal é nossa natureza essencial.

EPÍLOGO

A GRANDE MEDITAÇÃO

O despertar completo costuma ser descrito de várias maneiras. Dizem que é similar a dissolver-se como uma gota no oceano infinito ou irradiar a luz da vida ou tudo. Você verá o infinito em todas as direções. São descrições inspiradoras, mas todas têm uma desvantagem. Tentam expressar o inexpressável. Este livro foi baseado na ideia de que a mente é capaz de entrar em meditação naturalmente. Esse ponto tão simples, mas extremamente essencial e profundo, nunca foi abordado em outros livros sobre meditação.

É muito importante ter uma visão clara de nosso objetivo. Se não tivermos, jamais o alcançaremos. Se o objetivo da meditação total é estar completamente desperto, aqui e agora, de uma vez por todas, podemos visualizá-lo? Eu acredito que sim, por meio da última meditação. É a grande meditação, que inclui todas as outras. Nela, não desaparecemos no oceano da consciência, pelo contrário: vivenciamos claramente que estamos presentes em toda parte, neste exato minuto.

Diferentemente das meditações anteriores que estão neste livro, a grande meditação é mais do que um dos sete passos, e demora de cinco a dez minutos para ser concluída.

A GRANDE MEDITAÇÃO

1º PASSO: "EU ESTOU PRESENTE EM TUDO O QUE VEJO".

Sente-se com os olhos fechados e em silêncio. Medite durante cinco minutos no mantra "Aham".
Quando se sentir calmo e estabilizado, abra os olhos, mas não saia do lugar em que você se encontra interiormente. Pouse seu olhar no que está em volta, mas sem se demorar em um ou outro objeto.
Diga a si mesmo: "Estou presente em tudo o que vejo. Nada é visível sem mim".

2º PASSO: "ESTOU PRESENTE EM TUDO O QUE OUÇO".

Feche os olhos e permaneça centrado. Agora permita que os sons ao redor cheguem até você.
Diga a si mesmo, "Estou presente em tudo o que ouço. Nada é ouvido sem mim".

3º PASSO: "ESTOU PRESENTE EM TUDO O QUE TOCO".

Feche os olhos e permaneça centrado. Agora, permita que seus dedos toquem levemente sua pele, roupas, um objeto próximo, como a cadeira em que você está sentado.
Diga a si mesmo: "Estou presente em tudo o que toco. Nada é tangível sem mim".

4º PASSO: "ESTOU PRESENTE EM TUDO O QUE PROVO".

Feche os olhos e permaneça centrado. Agora, sinta o interior de sua boca. Imagine um limão cortado ao meio espirrando gotas do sumo em sua boca.

Sinta o gosto azedo e diga a si mesmo: "Estou presente em tudo o que provo. Nada tem sabor sem mim".

5º PASSO: "ESTOU PRESENTE EM TODO CHEIRO QUE SINTO".

Feche os olhos e permaneça centrado. Agora, inale gentilmente os cheiros ao redor; não precisa identificá-los.

Diga a si mesmo: "Estou presente em todo cheiro que sinto. Nada tem odor sem mim".

6º PASSO: "ESTOU PRESENTE EM TUDO O QUE PENSO".

Feche os olhos e permaneça centrado. Permita que sua mente vá para onde quiser e observe todas as sensações, as imagens, os sentimentos e os pensamentos.

Sejam quais forem, diga a si mesmo: "Estou presente em tudo o que penso. Não existe mente sem mim".

7º PASSO: "ESTOU PRESENTE EM TODA PARTE".

Com os olhos sempre fechados, permaneça centrado. Preste atenção em seu coração.

> Visualize ondas partindo dele em todas as direções. Acompanhe as ondas até onde der, enquanto não se desfazem. Veja as ondas se expandirem em todas as direções. Pode ajudar a visualizar a superfície tranquila de um lago. Uma gota de chuva cai na água e espalha ondas circulares até onde os olhos alcançam, as ondas se desfazem e o lago volta a ficar tranquilo.
>
> Diga a si mesmo: "Estou presente em toda parte. Nada existe sem mim".
>
> No final da meditação, permaneça consciente do ser, que é silencioso, imóvel, presente e ilimitado – como você é na realidade.

Depois de praticada algumas vezes, a grande meditação é simples – mas o que isso significa? O significado muda de acordo com o estado de consciência em que nos encontramos. O objetivo é o mesmo para todos: mostrar quem realmente somos. Este exercício deve ser praticado com frequência, porque nossa identidade está sempre mudando. Ninguém é mais criança, adolescente ou jovem adulto. Esses estágios da vida definiram nosso ego como um desdobramento de nossa história pessoal. Todos eles eram estágios provisórios, portanto eram um "eu" temporário, embora o ego gostasse de se fingir permanente e de definir quem éramos.

Por ser escravo da mudança e da impermanência, o ego não sabe dizer quem realmente somos. Só começamos a ter vislumbres da verdade quando notamos que, por mais que a vida mude, alguma coisa permanece constante. A isso eu chamo de senso do eu. São poucos os que se afastam da agitação da vida diária para notar esse companheiro silencioso. Não há nada a dizer, porque o senso do eu simplesmente existe. É o nosso ser. Que só pode ser descrito em palavras como "Eu sou".

Mas "eu sou" não quer dizer muita coisa. Não pertence a nossa história pessoal. O "eu" não escolhe a experiência A ou rejeita a B. Não gosta nem desgosta. Não espera que haja um segredo oculto em "eu sou", mas há. E é graças ao senso do eu que estamos presentes em toda parte. Como descobrimos na grande meditação.

Estamos presentes em tudo o que vemos. Experimente ver qualquer coisa sem estar presente – não vai conseguir. Não é possível sequer imaginar não estar presente. Tente ouvir um som sem estar presente. Não dá. Nós percorremos os cinco sentidos e a mente (como a fábula indiana dos seis cegos que nunca tinham visto um elefante. Quando o conhecem, cada um deles toca apenas uma parte do animal e o definem a partir dessa experiência. A moral da história quer nos dizer que tomamos como verdade as coisas a partir de nosso senso limitado de realidade) e cada um deles estava presente em todas as nossas experiências.

A razão de os homens serem cegos na fábula é que, a menos que conheçamos a totalidade – o elefante –, os cinco sentidos e a mente não podem apreender a realidade. E é aqui que o Sétimo Passo entra. As ondulações que se espalham em todas as direções na superfície da água é a consciência. Essas ondulações se formam, se desfazem e a criação surge em toda a sua riqueza e magnitude. Estamos presentes em todos os aspectos da realidade que o ser humano consegue perceber.

Tente imaginar a não existência. Tente imaginar um tempo em que você ainda não tinha nascido e um tempo depois que morreu. É impossível imaginar, porque estamos imersos em elementos eternamente presentes. Tempo, espaço, matéria e energia existem há bilhões de anos, mas não são o mesmo que a eternidade. A eternidade consiste em duas coisas que não mudam e nem deixam de existir: a existência e a consciência. A pessoa real é o "eu sou" – duas palavrinhas que expressam nossa existência e nossa consciência. Sem sombra de dúvida, *nós sabemos quem somos*.

A grande meditação muda conforme a pessoa muda. A maioria, por exemplo, não tem dificuldade no primeiro passo para compreender que está presente em tudo o que vê. Os fótons, transmissores de luz, são invisíveis. A luz em si não ilumina. Não tem cor nenhuma. Portanto, se não estivermos presentes naquilo que vemos, não estamos vendo nada. Não existem luzes, cores ou imagens no cérebro. Não é o cérebro que vê; *somos nós*.

Uma vez despertos, a verdade será mais íntima, mais pessoal e mais poderosa. Há espaço para a mente se dissipar. Quando dissermos, "Nada é visível sem mim", o ego vai reagir prontamente e dizer: "Não seja ridículo! É claro que as estrelas são vistas sem mim. Elas existem há bilhões de anos, muito antes de eu nascer". Mas a meditação tem meios de escapar do ego. Da próxima vez que dissermos, "Nada é visível sem mim", o ego não zombará. Talvez até concorde e diga, "Hummm".

E seguiremos em frente, não em linha reta, pelo contrário. Seremos confrontados com ideias que confundem o ego, aquele "eu" limitado, isolado, separado, com o qual nos identificamos desde que nascemos. Felizmente, o despertar é real e nos ajuda a perder a fé nesse eu limitado. Chegará o dia, talvez chegue logo, talvez não, em que diremos: "Nada é visível sem mim", sem resistir, sem hesitar ou ponderar, sem nos confundir ou nos distrair.

Ficaremos maravilhados. Imagine só: a vida toda pensamos ser aquele pequenino e insignificante "eu" que fazia de tudo para não se sentir inseguro, e o tempo todo éramos a própria essência de tudo que pode ser visto, por menor que seja – é a consciência que nos permite ver. Por mais cósmico que seja, é nossa essência que nos permite ver. Em um momento de encantamento, as escalas caem dos olhos, a mente condicionada desaparece e, em silêncio, imergimos no que realmente somos.

É o ápice da experiência humana. Está e sempre esteve tão perto de nós. Eu amo explorar o que há dentro e fora de consciência, porque nada é mais fascinante do que desembrulhar o "eu sou" e descobrir todo o conhecimento contido dentro dele. Mas quero me encantar ainda mais ao retomar os místicos e poetas que tão bem expressaram esse êxtase. Foram além dos prazeres da vida para encontrar a bem-aventurança da eterna criação.

Oh, meu Deus
Descobri o amor!
Como é belo, como é bom, como é encantado!
Ofereço minha saudação
Ao espírito da paixão que se ergue
E dá vida ao universo
E tudo nele contido.

Essa é a voz inconfundível do Rumi, mas em nossa vida desperta todos nós falaremos com sua voz. Ele abre uma janela para quem realmente somos. O milagre, adormecidos como estamos, é percebermos a verdade onde a vemos. Uma criatura feita de amor e paixão é, afinal, muito humana. Tem que ser, porque não podemos nos esquecer de que somos a essência da criação.

ÍNDICE REMISSIVO

A

abundância 239, 250-51
alegria 238-39, 242, 251
alergias 49, 64-65
alfa 87-89
amor 50, 59, 73, 82, 114-15, 144, 155, 160, 170, 187-88, 191, 198, 212-16, 222, 225-27, 236, 238-39, 241-42, 250-51, 253, 261
amor e vínculo 212
amor incondicional 212-14, 216
anorexia 68, 76-77
ansiedade 10, 19, 38, 59, 67-69, 74, 82, 85-86, 94, 103, 115-16, 155, 166, 224, 238, 241
atenção plena 48, 54, 73, 81, 168
Atma 244
ausência de julgamento 92, 244
autoconhecimento 146, 221
autoestima 103, 152, 242
autojulgamento 103, 153, 178, 216
autoquestionamento 48, 55

B

beleza 31, 99, 128, 170, 186-87, 205, 223-24, 239, 246, 251
bem-aventurança 48, 60, 80, 99, 193-94, 210, 212, 214, 229-31, 248, 261
Berger, Hans 87
Bhagavad Gita 195
Bhattacharya, Joydeep 95
bolor limoso 34-35
Brahma 243-246
Brown, Michael 77-79
Bryson, Bill 49
bullying 104, 106

C

Calment, Jeanne 167
cérebro 20-23, 34, 37, 41, 43, 46, 65, 73-76, 83, 88-89, 92-98, 112, 121, 124, 144, 161-62, 165-66, 184-85, 187, 191-92, 260
chacra 242-43
Chatterjee, Rangan 86
chimpanzés 144, 145

choque 77
coexistência de emoções opostas 172
como sentimos a percepção 202
compaixão 170, 191, 223, 225, 227-28, 236, 251
comportamento 102
concentração 48, 57, 111
conectividade 188, 190
conexão corpo-mente 76, 78
conflito 12, 20, 22, 28, 30, 74, 84, 94, 105-106, 116-118, 137, 178, 231-32, 254
conhecer a si mesmo 222
consciência 11-14, 18, 21-26, 29-41, 44-47, 50, 52, 54, 57, 60, 62-64, 66-67, 69-75, 78-80, 82, 84, 87-89, 91-93, 96-99, 101-02, 105-08, 113, 115, 119, 121, 123, 125, 128, 133, 135-47, 149, 151-59, 162-64, 166-68, 170-71, 178-79, 183-85, 187-91, 193-96, 198-99, 201, 202, 204, 208-09, 211-13, 217-18, 220-22, 224-26, 229-32, 235-41, 243-53, 255, 258-60
consciência expandida 71, 106, 209
contemplação 48, 56
convicções essenciais 130
coração 71, 106, 209
cores 24, 45-46, 79, 89, 161, 185, 260
corpo-mente 75-78, 80, 82, 84-90, 92, 94, 97, 119, 142-43, 149, 159, 163, 202, 214, 230, 238, 241

crenças 23, 87, 126-30, 141, 153, 156, 161, 178, 184, 200
criatividade 9, 83, 89, 146, 170, 173, 179, 191, 193, 198, 221, 236, 238, 240, 242
culpa 103, 109, 152, 177, 207, 230
cura 63, 66, 69-71, 84-85, 241, 253
curiosidade 34, 146, 170, 184, 221-22

D

decisão 27, 58, 62, 82, 105, 136, 140-41
delimitações 40
depressão 10, 20, 28, 38, 87-88, 93-94, 103, 115
desamparo 58, 70, 104
descarga emocional 133
descarregar emoções negativas 132
descoberta 28, 36, 37, 50, 66, 87, 88, 95, 146, 170, 171, 177, 198, 202, 221, 222, 223, 235
desconexão 36, 76, 79, 80, 87, 92
desejo 13-14, 26-28, 30-31, 80, 113-14, 134, 136, 142, 144, 150, 160, 162-63, 175, 178, 184, 201, 218, 239, 241-42, 248
desejo sexual 67, 93-95
desesperança 70, 241
despertar 9, 11, 13, 15, 22, 24, 28- 32, 98, 106-07, 113, 128, 149, 153, 155, 159, 163-65, 171-74, 190-91, 203-04, 208-09, 222, 225, 230, 237, 239, 251, 255, 260
Deutsch, David 22
dissociação 76-78

distanciamento 76-77
distração 13, 53-54, 61-62, 86, 142
divisibilidade 232
doenças autoimunes 64-65
dor 14, 25, 65, 72, 77-78, 84, 131, 205, 241, 253
dúvidas 140-42, 151, 154, 218, 225

E
Eddington, Sir Arthur 144
ego 11, 107, 109, 111-14, 125, 130, 134, 140-43, 152-54, 178, 200, 202, 213, 216-20, 222-23, 229-30, 247-48, 251, 253, 258, 260
eixo 61
emoções 50, 65, 80, 102, 123, 126, 131-34, 146-47, 152, 157, 172, 242
emoções negativas 87, 102, 132-34, 156, 241
empatia 209, 210, 225, 236, 251
empoderamento 135-40, 240, 249
energia 23, 79, 85, 111, 132-33, 160, 206, 236-41, 243, 249, 250, 259
equilíbrio 20, 23, 48-50, 54, 59, 70, 86-87, 93, 161, 163, 177, 197, 249
espiritualidade 25, 198, 225
está tudo bem 229-30
estado natural 59-60, 86-87, 165, 230
estar a salvo e em segurança 198, 201, 204
estar desperto 32, 112, 157-58, 165-66, 190-91, 210

estresse 10, 36-38, 56, 59, 79, 85-86, 93, 103, 106, 204-05, 207-08, 238
eu dividido 27-29, 31, 36, 87, 163, 178
eu sou 90-92, 195, 219, 245, 259-60
evolução 34, 144-45, 170-72, 239
existência 14, 19-23, 25, 32-33, 35, 39, 44-46, 59, 67, 78, 84, 87, 101, 143, 149, 169-70, 184, 190, 195, 217, 223-24, 229, 238, 242-43, 246, 248, 259
expectativas 116, 135, 208
experiência marcante 126, 128
experiências elevadas 80

F
fama 28
Feel the Fear and Do It Anyway [Sinta medo e faça mesmo assim] 173
felicidade 30-31, 60, 79, 82, 99, 106, 172-73, 194, 213-14, 232, 238-39, 242, 248, 251
física quântica 39, 144, 236
Fleming, Alexander 169, 171
força 21, 27, 35, 46, 66-67, 94, 114, 125, 143-44, 147, 149, 151-52, 163, 189, 195, 199, 206-07, 238-42, 248-49, 253
forças ocultas 151
Freud, Sigmund 103

G
garganta 133, 243
generosidade 239, 241

gentileza 209, 251
grande meditação 255, 256, 258, 259, 260
grazina 41, 42, 43, 44

H
hábito 13, 26- 28, 55, 63, 87, 93-94, 102, 108-10, 112, 136, 141, 150, 156, 161, 164-65, 20-01, 210, 225, 227
Hawkins, Gerald 169
homeostase 49-51, 63
hormônio 66-67, 93, 188
humildade 219, 228

I
identidade 83, 141, 152-53, 165, 229, 253, 258
ilimitado 91, 98, 229, 258
imobilidade 101-05, 107, 114-17, 121, 126, 131, 164
importância pessoal 198, 217-18
impotência 58, 104
imprevisível 60, 172, 186, 222
impulsos 22, 102-04, 107, 109-10, 112, 137, 156-57, 163, 166, 176-77, 218, 238
incerteza 173, 175
incômodo 71-72, 85, 112, 205
inconsciência 156
insegurança 164, 173, 204, 206, 208, 215, 219, 224
inteligência 33, 35, 64-65, 82, 170, 237-38, 241, 247

J
Jeffer, Susan 173
Josephson, Brian 39
julgamento 92, 130, 150, 153-54, 156-57, 171, 178, 216, 223, 244

L
Leonardo da Vinci 89
liberdade 25, 40, 46, 171-72, 174-75, 177-78, 229-30, 232
lições
    consciência expandida 71
    corpo-mente 75
    encontrando seu eixo 61
    espontaneidade 175
    estar desperto 32
    "Eu sou" 90
    experiência marcante 126
    hábitos 108
    Ilimitado 98
    menor esforço 136
    nem "interior" nem "exterior" 40
    percepção 168
    ponto zero 52
    resistência 116
    sabedoria interior 44
    sentindo seu caminho 81
    transformação 160
    unidade 149
limitado 105, 115, 146, 152, 172, 259, 260
limites 23, 24, 40, 56, 72, 98-99, 147, 151, 166, 172, 174-75, 177, 184
Lott, Joey 67, 68, 69, 70

luz 24, 35, 51, 133, 144, 163-64, 185, 191, 195-96, 205, 207, 214, 224, 229, 238, 241, 243, 247, 251, 255, 260

m

mal 22, 101-05, 129, 229, 232
mantras sementes 237, 238
matriz humana 143-47, 149, 151, 153
meditação total 25-26
medo 13, 20, 26, 28, 67, 74, 85, 102, 109, 117-18, 131-32, 150, 154-56, 161, 166, 172-73, 178, 184, 195, 206, 208, 211, 221-22, 224, 229, 241
memória 23, 38, 64- 66, 83, 115, 121-24, 126, 131, 141, 153, 200, 222
menor esforço 23, 38, 64-66, 83, 115, 121-24, 126, 131, 141, 153, 200, 222
modo pensamento 111-12
modos mais fáceis de despertar 164
mudança 9, 19, 23, 26, 32, 52, 56, 58, 79, 95, 108, 112, 140, 144, 160-62, 203, 221, 224, 230, 247, 258
mudanças climáticas 10, 147-49

N

natureza 23-24, 34, 41, 46, 53, 60, 80, 138, 150-51, 161-62, 167, 170, 210, 214, 224, 237-38, 247-50
negação 66, 87, 105
nervo vago 37, 38

O

objetivo 29, 33, 35, 54, 62, 77, 80, 92-93, 98, 101-02, 113, 122, 130, 138, 155, 169-71, 183, 198-99, 203-04, 208, 211-12, 217, 221, 225, 229, 251, 255, 258
objetivos 136, 166, 170-71, 198-201, 211, 223, 232
oceano 42, 87, 97-98, 147-49, 195, 255
oração 48, 58, 68

P

paixão 249, 261
paz 26, 28, 30, 32, 52, 59, 63, 73, 105, 142, 205, 207, 252, 254
penicilina 169, 171
pensamento 13, 21, 33, 51-52, 67-68, 71-72, 81, 91, 96, 111-12, 143, 146, 153, 155, 172, 191-92, 201, 215, 239
pensamento doloroso 71, 72
pensamentos 12-13, 21-23, 27, 33, 50-54, 62, 67-69, 75, 80, 88, 93-94, 102-03, 108-10, 112, 121-22, 131, 147, 151-52, 189-92, 196, 201, 203, 206, 214, 226, 228, 235, 237, 243, 257
pensamentos transformadores 96
pensar 21, 23, 67, 70, 151, 168
percepção 13, 23, 171, 199-204, 208, 212, 217, 221-22, 225, 229
persistir 29, 51, 70
pertencimento 206
Physarum polycephalum 34
plenitude 29, 147, 229-31, 243-44, 249
plexo solar 242

poder 12-13, 21, 25, 30, 33, 58, 89, 99, 102, 113, 129, 135, 137, 139-40, 142, 201, 206, 239, 247-49
preocupação 19-20, 28, 50, 62, 70-71, 79, 92, 111, 126
presença 78-80
previsibilidade 174, 223
princípios 23-26, 33-34, 36, 84, 137, 201
propósito elevado e espiritualidade 198, 225
prosperidade 250

Q
quietude mental 48, 53-54, 58

R
racionalidade 95
raiva 20, 38, 94, 102, 104, 117-18, 131-32, 134, 156
raja ioga 171
realização 28, 160, 198, 201, 208, 225, 238, 251
recifes de corais 147
reflexão 48, 55-56
relacionamentos 65, 80, 105, 117, 146, 198, 207, 224
Rembrandt 145
resistência 113-19, 136-38, 229, 231, 240
respiração 37, 59-60, 79, 93, 133
respiração controlada 48, 59
respiração vagal 36-38, 112
ressentimento 102, 104-05, 117-18, 131-32, 134, 215, 219, 232

revelação 191-92
Rumi 261

S
sabedoria 24, 83-85, 155, 178, 201, 203, 241, 250
sabedoria interior 44
Sacks, Oliver 122
samadhi 36, 38
samskara 122-25, 127
satisfação 19, 27, 50, 56, 162, 209, 210
sedentarismo 10
sensação 26, 33-34, 40, 62, 66, 71, 78-79, 85, 91, 98-99, 110, 133, 152, 164, 188, 194, 206, 214, 223
sentindo seu caminho 81
ser 195-96, 226, 244-46, 251-53
sexualidade 215, 242
shabda 235
Shakespeare, William 94-95
silêncio 36, 38, 54, 59, 78, 108, 142, 161, 190, 199, 202, 205, 207, 217, 222, 230, 235-36, 252-53, 256, 260
silêncio interior 197, 209, 214, 217, 223, 235, 252
sincronicidade 189
síndrome de Horton 77
sofrimento 14, 25, 29, 58, 60, 72, 77, 103, 106, 115, 241
sonho 13, 41, 88, 115, 126, 166, 175, 184, 195, 197
sono 84-85, 88, 93, 159
Stonehenge 169

sucesso e realização 198, 208
Surprised by Joy 194

T

talento 122, 124
Tanzi, dr. Rudolph E. 38
técnica 19, 25-26, 30, 36, 47, 54, 89, 132, 133
tédio 28, 62, 208, 210, 221, 223
tenda do suor 78
teste do marshmallow 176, 179
testosterona 66
The Presence Process 78
Thich Nhat Hanh 14
Thoreau, Henry David 29
tomada de decisão 140
totalidade 50, 84, 86, 98, 146-49, 198, 229-30, 240, 243-46, 259
totalidade e unicidade 198
transcendência 192, 252,
transformação 19, 21, 26, 46, 78, 80, 91, 159-62, 185-86, 237, 239, 247
transtorno obsessivo-compulsivo (TOC) 68, 109
trauma 79, 113, 121, 123, 253
três perguntas que realmente importam 201

U

unicidade 198
unidade 29, 87, 146, 149-51, 229

V

valor próprio 198, 217-19
valor próprio e importância pessoal 198, 217-18
verdade 61, 80, 162-63, 172, 178, 190, 197, 199-201, 203, 208-09, 217-18, 223, 226, 228-29, 238, 241, 243, 245-46, 250, 252, 258-61
vergonha 94-95, 103, 109, 152, 177
Você é a sua cura 38
Você é Isto 244

W

Wheeler, John Archibald 23
Wordsworth, William 194

Y

Yoshimura, Himari 124

Acesse o QR Code
para conhecer outros
livros do autor.

Compartilhe a sua opinião
sobre este livro usando a hashtag
#MeditaçãoTotal
nas nossas redes sociais:

/EditoraAlaude
/AlaudeEditora